住院医师规范化培训推荐用书
临床技能与临床思维系列丛书

神经病学分册

总主编　王　毅　张秀峰

主　编　汤永红

副主编　唐北沙　袁　梅

编　委（按姓氏笔画排序）

马明明（郑州大学）　　　　周成芳（南华大学）

邓丽影（南昌大学）　　　　秦英楠（南华大学）

龙发青（海南医学院）　　　袁　梅（南华大学）

占克斌（南华大学）　　　　徐忠信（吉林大学）

田代实（华中科技大学）　　高小平（湖南师范大学）

刘　锋（南华大学）　　　　唐北沙（中南大学）

汤永红（南华大学）　　　　彭珍山（厦门大学）

张　磊（南华大学）　　　　詹淑琴（首都医科大学）

陈　艳（南华大学）　　　　满玉红（吉林大学）

陈　琳（南华大学）　　　　潘利红（南华大学）

陈勇军（南华大学）　　　　薛　蓉（天津医科大学）

秘　书　张海萍（南华大学）

人民卫生出版社

图书在版编目（CIP）数据

临床技能与临床思维系列丛书.神经病学分册/汤永红主编.—北京：人民卫生出版社，2019

ISBN 978-7-117-28187-4

Ⅰ.①临… Ⅱ.①汤… Ⅲ.①临床医学–技术培训–教材②神经病学–技术培训–教材 Ⅳ.①R4②R741

中国版本图书馆 CIP 数据核字（2019）第 059096 号

| 人卫智网 | www.ipmph.com | 医学教育、学术、考试、健康，购书智慧智能综合服务平台 |
| 人卫官网 | www.pmph.com | 人卫官方资讯发布平台 |

临床技能与临床思维系列丛书
神经病学分册

主　　编：汤永红
出版发行：人民卫生出版社（中继线 010-59780011）
地　　址：北京市朝阳区潘家园南里 19 号
邮　　编：100021
E - mail：pmph @ pmph.com
购书热线：010-59787592　010-59787584　010-65264830
印　　刷：北京铭成印刷有限公司
经　　销：新华书店
开　　本：710×1000　1/16　印张：10　插页：4
字　　数：185 千字
版　　次：2019 年 6 月第 1 版　2019 年 6 月第 1 版第 1 次印刷
标准书号：ISBN 978-7-117-28187-4
定　　价：45.00 元

打击盗版举报电话：**010-59787491**　**E-mail：WQ @ pmph.com**
（凡属印装质量问题请与本社市场营销中心联系退换）

前　言

　　幅员辽阔、卫生与教育资源不平衡的中国,如何实现"健康梦"是中国政府为之奋斗的目标之一。住院医师规范化培训制度的建立为其提供了人才保障。人才培养的规范化和同质化是这一制度设计的美好愿景。临床技能与临床思维作为衡量人才质量的两个重要维度,怎样使住院医师经过一段时间的规范化培训后,能用缜密而又符合临床实际的思维方式,指导并选择精准的操作完成临床患者的诊治过程,是住院医师规范化培训的终极目标。

　　实现这一目标的前提和基础是规范化,规范化不仅是培训的管理过程、培训内容、培训标准,更是学员专业能力,特别是临床技能的规范化。只有实现培训的规范化才有可能实现培养的同质化。

　　有鉴于此,我们组织全国200多名具有丰富临床与教学经验的临床专家编写了"临床技能与临床思维系列丛书",作为住院医师规范化培训教材,旨在提升所有参加住院医师规范化培训的学员的临床岗位胜任能力,将本专业及相关专业的临床医学基础理论与基本知识融会贯通于临床实践的全过程,以期达到培养的同质化。

　　"临床技能与临床思维系列丛书"将相继出版内科学、外科学、儿科学、妇产科学、神经病学、急诊医学、全科医学、眼耳鼻喉科学等10余个分册。每分册收录本专业常见临床技能操作,从实训临床技能和临床思维角度出发,详尽列出了各临床技能的适应证、禁忌证、标准操作规程、常见并发症及处理,并将操作规程中的重点、难点及细节以疑点导航的形式呈现,数千个临床情景实例与临床思维分析,全面系统地阐述了临床技能操作的适用范围、具体要求以及临床思维要点,并搭配了操作视频,扫描章首二维码即可查看,让学员在阅读中顿悟临床思维真谛的同时,达到规范化、精准化和同质化的培养目的。

　　本系列丛书中部分临床技能操作具有通识性,涉及多个学科,编写时将其分别编入到相应分册中,使学员在本专业分册中即能全面学习,无需查阅其他分册。

　　本系列丛书编者来自全国30多所院校,是我国临床医学教育和临床一线的中青年骨干,具有深厚的教学与临床工作经历,编者们严谨的治学态度、活跃的学术思想和敬业的工作作风为本系列丛书的撰写提供了质量保证。与此同时,本书在撰写过程中得到了湖南省卫生和计划生育委员会和南华大学的大力支持,在此深表谢忱。

　　由于编者水平有限,疏忽遗漏在所难免,恳请广大师生和临床工作者不吝赐教,以便再版时予以修正。

王　毅　张秀峰

2017 年 7 月于南华大学

目　　录

第一章 神经系统体格检查
Neurologic Examination

一、适应证

任何需要行体格检查者。

二、禁忌证

无绝对禁忌证。

三、标准操作规程

见表 1-1。

表 1-1　神经系统体格检查标准操作规程

准备[1]		医师准备:穿工作服,戴口罩、帽子,洗手
		核对:科室、床号、患者姓名
		普通用具准备:叩诊锤、棉絮、大头针、音叉(C128Hz)、双规仪、试管(测温度觉用)、电筒、压舌板、听诊器、视力表、检眼镜、视野计
		特殊用具准备:嗅觉试验瓶(薄荷水、樟脑油、香水、汽油等,任选三种)、味觉试验瓶(糖、盐、奎宁、醋酸等,任选三种)、失语测试用具(梳子、牙刷、火柴、笔、刀、钥匙、各种颜色、各式木块、图画本等,任选一种或几种)
检查步骤		
一般检查	意识状态[2]	检查者通过叫醒被检查者并与其简单交流,如姓名、年龄、地点、时刻等的问答,判断其对自身及周围环境的认识能力,记录被检查者是否能作出正确回答及反应能力
	精神状态和高级皮质功能	观察被检查者情绪、精神状态、思维、人格等[3]
		瞬时记忆力检查:检查者给出随机、无规律数字串,从三位数开始逐渐增加数串的长度,让被检查者重复,直到不能完全重复为止
		短时记忆力检查:先让患者记一些非常简单的事物,约 5 分钟后再次询问患者
		长时记忆检查:让患者回答家庭住址、电话号码、国家领导人、首都等信息

一般检查	精神状态和高级皮质功能	计算力:让被检查者做简单的计算,常用方法是从100中连续减7(连续减5个7)
		定向力:让被检查者回答时间、地点、人物
		语言:失语(包括口语表达、听理解、复述、命名、阅读、书写)和构音障碍检查,注意患者说话音量、语调、发音,说话流利程度、是否费力,有无语法和语句结构错误,有无实质词或错语、找词困难、刻板语言,能否达义,能否复述等
		失用:检查者给予被检查者口头或书面指令,观察其完成执行、模仿、实物演示的能力等
		失认:让被检查者分别看、听、触摸以往熟识的物体,观察是否能正确辨认
		视空间技能和执行能力:让被检查者画一个钟面,填上数字,并在指定的时间上画出表针
脑神经检查	嗅神经[4]	检查前询问患者有无主观的嗅觉障碍,如:嗅觉丧失、减退或幻嗅;并观察嗅腔是否通畅[5]
		检查时嘱患者闭目,用手指压闭患者一侧鼻孔
		选择有气味但无刺激性气味的物体进行检查,如松节油、香皂、香烟、牙膏等,放在患者受检查鼻孔前,让患者说出嗅到的气味[6]
		另一侧鼻孔以相同的方法进行检查
	视神经[7]	视力[8]:近视力:遮盖一侧眼睛,将国际通用近视力表置于被检查者眼前30cm处,自上而下认读表上符号,直到不能辨认的一行为止[9]
		远视力:受试者于国际标准远视力表正前方5m处,遮盖其中一只眼睛,自上而下认读表上符号,直到不能辨认的一行为止
		另一侧眼睛视力以相同的方法检查[10]
		视野[11]:周边视野和中心视野一般均采用手动法[12]
		周边视野检查:①被检查者背光,面向检查者,约60cm的距离[13]
		②检查右眼时,被检查者遮盖左眼,右眼注视检查者左眼,检查者遮住右眼,以棉签、示指或其他视标置于二人中间,分别从上内、下内、上外和下外方位自周围向中央移动,嘱患者看到视标后告知
		③以相同的方法检查被检查者左眼
		中心视野检查法:被检查者遮住一只眼,检查者询问被检查者是否能看到检查者的脸。

续表

脑神经检查	视神经[7]	眼底[14]	被检查者背光而坐,嘱被检查者眼球正视前方不动
			检查右眼时检查者站在被检查者右侧,右手持检眼镜,检查者通过检眼镜用右眼观察眼底[15];以相同的方法检查左眼眼底
	动眼、滑车、外展神经	外观	嘱被检查者双眼平视前方,观察眼裂是否对称、是否有上睑下垂、眼球是否有前突或内陷、斜视、同向偏斜以及眼震;观察瞳孔大小、形状、位置及是否对称
		眼球运动	嘱被检查者头部不动,两眼注视检查者的手指,并随之向各个方向移动[16]
		反射	对光反射:嘱被检查者注视远方,手电筒光线从一侧分别照射两侧瞳孔,观察两侧瞳孔收缩反应是否灵敏及对称[17]
			辐辏反射:嘱被检查者平视远方1m以外的物体,然后再突然注视近处约20cm处的物体,观察被检查者,两眼会聚为辐辏反射正常
			调节反射:同辐辏检查方法,观察被检查者瞳孔缩小为调节反射正常
颅神经检查	三叉神经	咀嚼肌运动	嘱被检查者用力做咀嚼动作
			检查者用手紧压被检查者颞肌、咬肌,感知其紧张程度、是否对称、肌萎缩以及无力情况
			嘱被检查者张口,以上下门齿中缝为标准,判定其有无偏斜
		面部感觉	用棉签、针和盛有冷热水的试管分别测试三叉神经分布区皮肤的触觉、痛觉和温度觉,用音叉测试振动觉,两侧及内外对比
		反射	角膜反射:嘱被检查者向一侧注视,用细棉絮轻触注视方向对侧角膜外缘,观察是否存在双侧瞬目动作
			下颌反射:嘱被检查者略张口,检查者将手指放在被检查者下颌中部,用叩诊锤叩击手指,观察是否存在下颌迅速上提的表现
	面神经	运动	观察额纹、眼裂、鼻唇沟和口角是否对称[18]
			嘱被检查者做皱眉、闭眼、示齿、鼓腮和吹哨动作,观察两侧是否对称及瘫痪
		感觉	舌前2/3味觉:嘱被检查者伸舌,并告知舌不能回缩,检查者用棉签蘸取少许食糖、食盐、醋或奎宁溶液,轻涂于一侧舌前2/3,让患者用手指出事先在纸上写的酸、甜、苦、咸四字之一,然后漱口后,另一侧检查方法相同[19]
			外耳道、耳后皮肤痛、温、触觉检查同三叉神经感觉检查方法,并观察有无疱疹,询问被检查者是否有听觉过敏

颅神经检查	面神经	反射	角膜反射:见三叉神经检查,此处无需重复做
			眼轮匝肌反射:检查者用拇指、示指将患者的外眦拉向一侧,用叩诊锤敲击拇指,观察两眼是否有闭目动作
	前庭蜗神经[20]	蜗神经	用手或棉花塞住一侧耳,用耳语、表声或音叉进行检查,声音由远及近,记录被检查者听到声音的距离
			另一侧以相同的方法检查,进行两侧比较,并与检查者比较
			Rinne 试验:将振动频率为 128Hz 的音叉置于被检查者一侧耳后乳突上,听不到声音后迅速将音叉置于该侧耳旁,询问被检查者是否能听到声音
			Weber 试验:将振动的音叉置于被检查者额顶正中,询问哪侧较响
		前庭神经	观察被检查者自发症状,如眩晕、呕吐、眼球震颤和平衡障碍等
			眼前庭反射:又称冷热水试验,检查时被检查者仰卧,头抬高30°,用注射器向一侧外耳道注入 1ml 冰水或热水,正常反应为冰水时快相向对侧的两眼震颤,热水时眼震快相向同侧,持续1.5~2 秒。如大脑半球有弥漫性病变或功能抑制而脑干功能正常时出现双眼向冰水灌注侧强直性同向运动。如昏迷是由脑干弥漫性病变引起,则刺激后无反应
	舌咽、迷走神经	运动	注意被检查者是否有声音嘶哑或带鼻音,询问其是否有饮水呛咳、吞咽困难
			嘱被检查者发"啊"音,观察双侧软腭抬举是否一致,腭垂是否偏斜
		感觉	用棉签或压舌板轻触被检查者两侧软腭及咽后壁,询问其有无感觉
			味觉:舌后 1/3 检查方法同面神经
		反射	咽反射:嘱被检查者张口,用压舌板轻触两侧咽后壁,观察其是否有恶心反应
	副神经	运动	检查者让被检查者对抗阻力做转颈及耸肩运动,比较双侧肌力和坚实度,观察胸锁乳突肌和斜方肌是否有肌肉萎缩
	舌下神经	运动	观察舌在口腔内的位置及形态,然后嘱被检查者伸舌,观察是否有偏斜、舌肌萎缩、舌肌震颤

运动系统检查	肌容积[21]	观察比较双侧对称部位肌肉外形、体积,有无萎缩、假性肥大,如有则需要确定其分布及范围,可以用软尺测定比较两侧相同部位的周径
	肌张力[22]	嘱被检查者肌肉放松,触摸其肌肉硬度,并被动屈伸肢体感知阻力
	肌力	采用0~5级肌力记录法[23],意识障碍或婴幼儿可给予疼痛刺激,观察肢体活动幅度和范围进行肌力的判断
		嘱被检查者做肢体伸屈动作,检查者从相反方向给予阻力,测试被检查者对阻力的克服力量,注意两侧比较
		肌群肌力测定:以关节为中心,检查肌群的伸屈、外展、内收、旋前、旋后动作,可依次检查肩、肘、腕、指、髋、膝、踝、趾及躯干的肌肉收缩力量,注意两侧比较
		轻瘫检查:①上肢平伸试验:嘱其双上肢平举,掌心向上,两侧对比;②Barre分指试验:相对分开双手五指并伸直,观察手指是否弯曲及并拢;③外旋征:嘱被检查者仰卧,双下肢伸直,轻瘫侧下肢呈外旋位;④下肢下垂试验:嘱被检查者仰卧,双下肢膝、髋关节均屈曲呈直角。轻瘫检查应观察被检查者10秒后肢体是否下垂
	不自主运动	检查时被检查者意识清醒,观察其是否有不能随意控制的舞蹈样动作、手足徐动、震颤、肌束颤动、肌阵挛、扭转痉挛、单个或多个肌肉的抽动以及偏身投掷等,观察出现的部位、程度、范围和规律
	共济运动[24]	观察被检查者的日常活动,如讲话、穿衣、系扣、取物、进食、书写、站立及步态等是否协调
		指鼻试验:嘱被检者先以示指接触距其前方0.5m检查者的示指,再以示指触自己的鼻尖,由慢到快,重复进行先睁眼、后闭眼比较,左右两侧比较
		跟-膝-胫试验:嘱患者仰卧,上抬一侧下肢,将足跟置于另一下肢膝盖下端,再沿胫骨前缘向下移动,先睁眼后闭眼重复进行,左右两侧对比。小脑性共济失调时出现动作不稳,感觉性共济失调者则闭眼时足跟难以寻到膝盖。
		快速轮替动作:嘱患者伸直手掌并以前臂作快速旋前旋后动作,或一手用手掌、手背连续交替拍打对侧手掌,共济失调者动作缓慢、不协调
		反击征:嘱患者用力屈肘,检查者用力握其腕部使其伸直,然后突然松手,观察被检查者是否击中自己
		闭目难立征(Romberg征):嘱被检查者双足并拢站立,头部端直,双手向前平伸,然后闭目,观察是否有摇摆不稳、倾倒的情况
	姿势与步态[25]	观察被检查者卧位、坐位、站立、行走时有无姿势和步态的异常

5

感觉系统检查[26]		环境安静、被检查者闭眼、情绪稳定且能充分配合
		检查时自感觉缺失部位向正常部位,自肢体远端向近端,注意左右、近远端对比
	浅感觉	触觉:用棉签捻成细条轻触皮肤,询问有无感觉,或令其说出触碰次数及程度
		痛觉:用大头针尖端轻刺被检查者皮肤,或尖端和钝段交替,询问是否疼痛及程度
		温度觉:用装冷水(0~10℃)和热水(40~50℃)的玻璃试管分别接触皮肤,询问冷热感,并记录部位、范围和是否双侧对称
	深感觉	运动觉:患者闭目,检查者以手指夹住患者手指或足趾两侧,上下移动5°左右,让患者辨别移动的方向,如感觉不明确可加大运动幅度或测试较大关节
		位置觉:患者闭目,将患者肢体摆成某一姿势,让患者说出该姿势,或用对侧肢体模仿
		振动觉:患者闭目,将振动的音叉柄端置于骨隆起处,如桡骨茎突、尺骨小头、内踝或外踝,让患者回答有无振动的感觉和持续的时间
	复合(皮质)感觉	定位觉:用叩诊锤柄端轻触患者皮肤,让患者指出被触部位
		两点辨别觉:用分开一定距离的叩诊锤的两尖端或双规仪接触患者的皮肤,两点需同时刺激,用力相等,如感觉为两点,再缩小两尖端的距离,直至患者感觉为一点,测量感觉为两点的最小距离
		图形觉:检查者以竹签或棉签在患者皮肤上画简单的几何图形或阿拉伯数字(1、2、3等),让患者辨认
		实体觉:患者闭目,将患者熟悉的常用物品(如钢笔、木梳、钥匙、硬币等)置于患者手中,让其触摸后说出
反射检查[27]		被检查者保持安静和松弛状态,检查时注意反射改变的程度和两侧是否对称
	深反射	肱二头肌反射:被检查者屈肘,前臂稍内旋,检查者左手托起被检查者肘部,以左手拇指置于肱二头肌腱上,用叩诊锤叩击检查者拇指,观察肱二头肌收缩引起前臂屈曲动作
		肱三头肌反射:检查者以左手托扶被检查者的肘部,嘱患者肘部屈曲,然后以叩诊锤直接叩击鹰嘴直上方的肱三头肌肌腱,反应为肱三头肌收缩,前臂稍伸展
		桡骨骨膜反射:检查者以左手轻托患者的前臂于半旋前位,并使腕关节自然下垂,然后以叩诊锤轻叩桡骨茎突,反应为前臂屈曲和旋后运动。有时检查者可以左手握住患者两手各指,两前臂屈曲120°,然后叩击两侧的桡骨茎突

反射检查[27]	深反射	膝反射:膝关节自然弯曲,用叩诊锤叩击髌骨和胫骨粗隆之间的股四头肌腱附着点,观察股四头肌收缩引起膝关节背伸[28]
		踝反射:被检查者仰卧,屈膝约90°,呈外展位,检查者以左手使足背屈成直角,叩击跟腱,或俯卧位屈膝90°,检查者按足跖,再叩击跟腱,或患者跪于床边,足悬于床外,叩击跟腱,观察是否有足跖屈
	阵挛	髌阵挛:检查者用拇指、示指捏住髌骨上缘,突然而迅速地向下方推动,观察髌骨是否存在上下节律性颤动
		踝阵挛:检查者用左手托住被检查者腘窝,使膝关节半屈曲,右手握足前部,迅速而突然用力,使足背屈,并用手持续压于足底,观察足部是否存在交替屈伸动作
	浅反射	角膜反射:见三叉神经检查,此处无需重复做
		掌颌反射:轻划手掌大鱼际肌区观察是否引起同侧颏肌收缩
		腹壁反射:检查时嘱患者仰卧,两下肢稍屈以使腹壁放松,然后用火柴杆或钝头竹签分别沿肋缘下、脐平、及腹股沟上的方向,由外向内轻划腹壁皮肤。正常在受刺激的部位可见腹壁肌收缩[29]
		跖反射:竹签沿足底外缘由后向前至小趾根部并转向跗侧,观察是否足趾屈曲[30]
		肛门反射:用竹签或大头针轻划肛门周围皮肤,观察肛门外括约肌是否收缩
		提睾反射:钝头竹签由下向上轻划大腿内侧皮肤,观察提睾肌是否收缩[31],双侧对比
	病理反射检查[32]	巴宾斯基征(Babinski 征):检查时用较钝物沿足底外侧缘由后向前划至小趾跟部转向内侧趾,如趾背伸而其余四趾向背部扇形张开为阳性
		查多克征(Chaddock 征):用竹签在外踝下方足背外缘,由后向前划至趾跖关节处,阳性表现同巴宾斯基征
		奥本海姆征(Oppenheim 征):用拇指及示指沿被检查者胫骨前缘用力由上向下滑压,阳性表现同巴宾斯基征
		谢佛征(Schaeffer 征):用手挤压跟腱,阳性表现同巴宾斯基征
		戈登征(Gordon 征):检查者用手以一定力量捏压腓肠肌,阳性表现同巴宾斯基征
		冈达征(Gonda 征):用力下压第 4、5 足趾,阳性表现同巴宾斯基征
		普赛普征(Pussep 征):轻划足背外侧缘,阳性表现同巴宾斯基征
		霍夫曼征(Hoffmann 征):检查者左手持被检查者腕关节上方,右手以中指及示指夹持被检查者中指,稍向上提,使腕部处于轻度过伸位,然后以拇指迅速弹刮患者中指指甲,观察是否存在拇指内收及其余四指屈曲的情况

续表

脑膜刺激征		屈颈试验:被检查者去枕仰卧,检查者先左右转动其头部,以了解是否有颈部肌肉和椎体病变;然后左手托被检查者枕部,右手置于胸前作屈颈动作,感觉颈部有无抵抗感,观察是否存在被动屈颈时抵抗力增强
		凯尔尼格征(Kernig sign):被检查者仰卧,双下肢伸直,检查者先将其一侧髋关节屈曲成直角,然后将小腿抬高伸膝,观察膝关节是否可伸达135°以上
		布鲁津斯基征(Brudzinski sign):基本检查动作同颈强直检查,被检查者仰卧,下肢自然伸直,然后做屈颈动作,观察是否同时存在两侧膝关节和髋关节屈曲
自主神经功能		检查皮肤和黏膜的色泽、质地、温度、皮疹、水肿等,毛发分布,指甲形态,是否有出汗异常
		竖毛试验:将冰块置于患者颈后或腋窝等部位,数秒钟后可见竖毛肌收缩,毛囊处隆起如"鸡皮"状,逐渐向周围扩散,正常刺激后7~10秒最明显,15~20秒后消失,病变时观察记录消失时间及部位
		皮肤划痕试验:用钝尖物以适当力度在皮肤上划过,正常时数秒后皮肤先出现白色划痕(血管收缩),高出皮面,以后变红,观察记录白色红色条纹持续时间
		血压和脉搏的卧立位试验:让被检测者安静平卧位数分钟,测血压和1分钟脉搏,然后嘱其站立,2分钟后复测血压脉搏,比较血压脉搏差异
		眼心反射:患者仰卧片刻后闭眼,自测1分钟脉搏数,检查者用左手示指、中指分别置于眼球两侧逐渐加压,以患者不痛为限,加压20~30秒后计数1分钟脉率,并与加压前比较,正常人可减少10~12次/min

疑点导航:

1. 检查小儿时要尽量取得其配合,检查者可先做示范,例如查腱反射时,检查者可用叩诊锤先敲敲自己前臂,减少患儿的恐惧。为避免患儿厌烦或过于疲劳,可分次检查。为避免外界环境影响,检查选择在进食前1~1.5小时进行。检查环境安静、室内光线充足、柔和,检查时从对小儿打扰最小的检查开始,不必按成人神经系统检查顺序进行。

2. **意识障碍** ①觉醒度改变为主:嗜睡、昏睡、昏迷(浅、中、深昏迷);②意识内容改变为主:意识模糊、谵妄;③特殊类型:去皮质综合征、无动性缄默症、植物状态。昏迷患者应进行Glasgow评分、眼部体征、运动功能以及呼吸形式检查。

3. 检查过程中还要注意小儿(特别是智力发育落后的小儿)有无特殊

气味。

4. 新生儿时期很少做此项检查,对母亲患糖尿病的新生儿,要做此项检查。因为这种小儿患先天性嗅球缺陷的机会较多。婴儿可通过其表情观察有无反应。

5. 观察嗅腔是否通畅以便排除鼻部局部病变,有鼻腔炎症或阻塞时不宜做此项检查。

6. 不能用醋酸、氨水等刺激三叉神经的物质。

7. 视觉　胎龄 28 周以上新生儿即能睁眼,对强光有闭眼反应;胎龄 37 周以上时可将头转向光源;一个月的婴儿仰卧位时眼球可随摆动的红色圆环(直径大于 8cm)转动 90°(左右各 45°),3 个月婴儿可达 180°(左右各 90°)。

8. 视力　年龄较大小儿无明显智力低下者可用视力表检查;年幼儿可用图画视力表或小的实物放在不同距离进行检查。

9. 被检查者不能看清最大视标,则嘱受试者向视力表走近,直到能看清最上面的视标为止,此时视力 =0.1× 被检眼与视力表的距离(m)/5。

10. 视力减退到不能用视力表检查时可嘱咐患者在一定距离内辨认检查者的手指,如手动、数指,此时视力可记录为能看清手动、数指的距离;视力减退更严重时可用手电筒检查患者有无光感,完全失明的患者光感消失。

11. 5~6 个月以上小儿可做此检查,检查时不蒙眼,扶小儿呈坐位,家人在小儿前方逗引小儿,检查者站在小儿后方,用两个颜色、大小相同、不发声的物体从小儿背后缓缓移动到小儿视野内,左右移动方向及速度尽量一致。若小儿视野正常,就会先朝一个物体去看,面露笑容,然后再去看另一个,同时用手去抓。若多次试验小儿只看一侧物体,可能对侧视野缺损。年长儿可直接到眼科采用视野计法检测。

12. 手动法粗测发现视野有异常应进一步到眼科进行视野计法进行检查,视野:白色 > 蓝色 > 红色 > 绿色。

13. 正常人单眼视野向内能看到的角度约 60°,向外 90°~100°,向上 50°~60°,向下 60°~75°。

14. 眼底　正常婴儿的视盘由于小血管发育不完善,以致颜色稍苍白,易误诊为视神经萎缩。

15. 检查眼底时应观察　①视盘是否有水肿、充血、苍白;②视网膜有无出血、渗出、剥离;③视网膜血管有无动脉硬化、出血、狭窄。有严重屈光不正(远视)时,视盘边缘可稍模糊,易与视盘水肿相混。慢性颅内高压时可见视盘水肿和视网膜静脉淤血。

16. 眼球运动检查应观察是否受限以及受限方向和程度,有无复视和眼球震颤。正常眼球外转时角膜外缘达到外眦角,内转时瞳孔内缘达到上下泪点连线,上转时瞳孔上缘到达上睑缘,下转时下缘达到下睑缘。

17. 正常瞳孔圆形,两侧等大,3~4mm,位置居中,直径<2mm为瞳孔缩小,>5mm为瞳孔扩大。新生儿期以后,在相同光线下小儿瞳孔比成人大,属正常现象。

18. 检查小儿时应观察随意运动或表情运动(如哭或笑)中双侧面部是否对称。

19. 面神经感觉功能检查应先测试可疑病侧再检查对侧,测试前被检查者禁食;检测过程中应屏气,不言语、缩舌和吞咽;每一种测试后都用温水漱口。小儿检查面部感觉检查困难。

20. 小儿前庭蜗神经检查 观察小儿对突然声响或语声反应,以了解有无听力损害。对疑似听力损害患者给予特殊听力测验并请专科检查,避免纠纷。

21. 小儿肌容积检查时观察并按捏其肢体有无肌萎缩或肥大,小婴儿皮下脂肪较丰满,检查时需注意。

22. 正常足月新生儿屈肌张力稍强,仰卧位时上肢屈曲内收、握拳、拇指内收。髋关节屈曲轻度外展,膝关节屈曲。俯卧位时,髋屈曲,膝屈曲在腹下方,臀部高起。注意半岁内正常婴儿肌张力也可稍增高。正常足月新生儿仰卧位时,颈部肌肉放松,脊柱与床面之间没有空隙,当颈部肌肉紧张时脊柱与床面之间有一较大空隙。但早产儿由于后枕部较突出,也有一较大空隙,需与颈肌紧张相鉴别。

23. 肌力分级 0级:完全瘫痪,测不到肌肉收缩;1级:仅测到肌肉收缩,但不能产生动作;2级:肢体在床面上能水平移动,但不能抵抗自身重力,即不能抬离床面;3级:肢体能抬离床面,但不能抗阻力;4级:能作抗阻力动作,但不完全;5级:正常肌力。

24. 小儿共济运动检查 生后几个月内小婴儿无法查共济运动,对较大婴儿可通过观察伸手拿玩具或玩弄物品时有无意向震颤或将小儿拇指放入其口中,小儿会出现吸吮手指的动作,此时将其手指从口中拔出,小儿会将手指再次放入口中继续吸吮,观察手指能否准确放入口中,有无震颤。此试验称为"拇指-口试验"。

25. 小儿常见的异常步态包括 双下肢的剪刀式或偏瘫性痉挛性步态,足间距增宽的小脑共济失调步态,高举腿、落足重的感觉性共济失调步态,髋带肌无力的髋部左右摇摆"鸭步"等。

26. 新生儿已经具有痛、触觉,但对于刺激的定位能力很差,随着小儿发育成熟,感觉功能逐渐变得精确,温度觉一般可省略不做,用痛觉检查代替。深感觉在年龄较小的小儿检查中比较困难,较大小儿可做此项检查。

27. 小儿生理反射检查可进行以下检查

(1) 拥抱反射：又称 Moro 反射，是婴儿时期一种重要反射，有几种引出的方法。Moro 反射阳性时表现为上肢伸直、外展，下肢伸直(但不经常出现)，同时躯干及手指伸直，拇指及示指末节屈曲，然后上肢屈曲内收，呈拥抱状，有时伴有啼哭。

1) 小儿仰卧，检查者手放置于小儿头后部，将头抬起与床面呈30°，呈半坐位，然后迅速将头后倾10°~15°(检查者的手不离开头部)，可以引出此反射。

2) 小儿仰卧，还可拉小儿双手使躯体慢慢升起，当肩部略微离桌面(头并未离开桌面)时，突然将手抽出，引起颈部的突然活动，也可引出此反射。

(2) 吸吮反射：检查者用橡皮奶头或小手指尖插入小儿口内 3cm，引起小儿口唇及舌的吸吮动作。

(3) 觅食反射：正常足月新生儿脸颊部接触到母亲乳房或其他部位时，即可出现"寻找"乳头的动作。检查此反射时，可轻触小儿口角或面颊部，小儿将头转向刺激侧，唇顿起。此反射在足月儿不恒定，生后第 1 天有时可引不出，不能视为异常。生后数月此反射逐渐消失。

(4) 握持反射：检查者手指或其他物品从小儿手掌尺侧进入，此时小儿手指屈曲握物，首先是中指屈曲，继而是环指、小指、示指，最后是拇指。检查时头部要放在正中位，不要转向一侧，否则枕部的一侧手容易引出。注意不要触手背，这是另一个相反的反射，可使手张开。此反射生后即出现，2~3 个月后消失，逐渐被有意识的握物所代替。

(5) 颈肢反射又称颈强直反射：小儿仰卧位，将其头转向一侧90°，表现为与颜面同侧的上、下肢伸直，对侧上、下肢屈曲。2~3 个月消失。上述的为不对称性颈肢反射。

(6) 对称性颈肢反射：将小儿俯卧于检查者腿上，先屈曲小儿颈部，再将颈伸直。屈颈时，两上肢屈曲而两下肢伸直；伸颈时，动作相反，表现为上肢伸直而下肢屈曲。此反射生后 4~6 个月以内存在为正常，6 个月以后仍不消退为异常。

(7) 支撑反射：检查时小儿呈坐位，向前方、侧方及后方倾斜小儿时，其上肢伸开，出现支撑动作。检查时注意两侧是否对称。

(8) 迈步反射：扶持小儿腋下呈直立位，使其一侧足踩在桌面上，并将其重心移到此下肢，此时可见此下肢屈曲然后伸直、抬起，类似迈步动作。向前迈步时，由于内收肌的作用，一只脚常绊住另一只脚。早产儿也可引出此反射，但往往是足尖接触桌面，足月儿则是用整个脚底接触桌面。出生后即存在此反射，2~3 个月后消失。

(9) 颈拨正反射：小儿仰卧位，将头向一侧转动时，小儿的肩、躯干、腰部也随之转动。出生后即出现,6个月消失。

(10) 降落伞反射:握持小儿胸腹部呈俯卧悬空位,检查者做突然向前向下动作,小儿表现为上肢伸展,手张开,似乎要阻止下降似的动作。6~9个月时出现,终生存在。

28. 小婴儿检查膝腱反射时,应将头面部置于正中位,否则可能使膝腱反射不对称,头面部一侧的膝反射亢进,枕部一侧反射抑制。

29. 肥胖者、老年人及经产妇由于腹壁过于松弛,也会出现腹壁反射的减弱或消失。需注意的是婴儿时期腹壁反射不明显,呈弥散性,随着锥体束的发育而逐渐明显,1岁以后比较容易引出,注意两侧是否对称。另外,膀胱充盈、肥胖、水肿或脱水时可能引不出或减弱。

30. 1岁半以内小儿出现踇趾的伸或屈的动作,2岁以后表现为足趾跖屈,此为正常反应。

31. 男孩4~6个月后才比较明显,正常时可有轻度不对称。

32. 2岁以内的婴幼儿因为神经系统发育不成熟,病理反射也可呈阳性。

四、临床情景实例与临床思维分析

1. **临床情景实例** 患者,男性,60岁,左侧肢体无力8小时入院,入院时神志清楚。请根据目前情况对患者行肌力的检查。

临床思维分析:肌力检查时应嘱被检者依次做有关肌肉收缩运动,检查者从相反方向给予阻力,测试患者对阻力的克服力量,注意两侧比较。肌力采用0~5级肌力记录法,0级:完全瘫痪,测不到肌肉收缩;1级:仅测到肌肉收缩,但不能产生动作;2级:肢体在床面上能水平移动,但不能抵抗自身重力,即不能抬离床面;3级:肢体能抬离床面,但不能抗阻力;4级:能作抗阻力动作,但不完全;5级:正常肌力。

2. **临床情景实例** 患者,男性,70岁,突然眩晕、走路不稳1小时入院,无肢体麻木无力。请根据目前情况重点行眼球震颤检查。

临床思维分析:注意周围性眩晕和中枢性眩晕的鉴别。嘱被检查者头部不动,两眼注视检查者的手指,并随之向各个方向移动,检查患者眼球运动了解是否有眼球震颤,记录眼震的形式(水平性、垂直性或旋转性眼震)、幅度、方向、程度、频率,眼震是联合性-两侧眼球的运动彼此一致,还是分离性。

3. **临床情景实例** 患者,女性,30岁,右眼睑闭合不全、口角左侧歪斜1天入院。为鉴别周围性面瘫和中枢性面瘫,请完成相关脑神经检查。

临床思维分析:周围性面瘫影响病灶同侧面部表情肌,中枢性面瘫影响病灶对侧下部表情肌瘫痪,而上部面肌(额肌和眼轮匝肌)不受累,同时可出现舌下神经受损表现,故需完成面神经运动功能和舌下神经检查。嘱患者做皱额、皱眉、闭眼、鼓腮、示齿、吹口哨、伸舌动作,观察患者额纹、眼裂、鼻唇沟和口角是否对称以及伸舌是否居中。

4. 临床情景实例　患者,男性,10 岁,发热、头痛伴恶心呕吐 1 周入院。定位诊断考虑脑膜炎,为明确脑膜是否受累请完成相关神经系统体格检查。

临床思维分析:患者定位诊断考虑脑膜炎,则需完成脑膜刺激征检查,明确脑膜是否受累。重点行屈颈试验(颈强直)、克尼格征和布鲁津斯基征的检查。正常人屈颈时下颏可触及胸骨柄,若患者被动屈颈受限则提示颈强直,需排除颈椎病,部分老年人和肥胖者也应例外。凯尔尼格征检查观察膝关节是否可伸达 135° 以上,若夹角 <135° 则为阳性。布鲁津斯基征检查时的操作基本同颈强直检查,观察是否同时存在两侧膝关节和髋关节屈曲,发生屈曲现象则提示脑膜刺激征阳性。

5. 临床情景实例　患者,男性,45 岁,进行性双下肢麻木无力、大小便障碍 4 天入院。定位诊断考虑脊髓病变,请根据目前情况行相关浅反射检查。

临床思维分析:诊断定位于脊髓,脊髓病变时需完成的浅反射检查主要有腹壁反射、肛门反射、跖反射和提睾反射。腹壁反射由 T_{7-12} 支配,检查时嘱患者仰卧,两下肢稍屈以使腹壁放松,然后用火柴杆或钝头竹签按上、中、下三个部位轻划腹壁皮肤。正常在受刺激的部位可见腹壁肌收缩。肛门反射由 S_{4-5} 支配,检查时患者平躺,将下肢高举伸直,以钝角的物体在会阴区划过,观察肛门外括约肌是否收缩。跖反射由 S_{1-2} 支配,检查时用竹签沿足底外缘由后向前至小趾根部并转向趾侧,观察足趾是否屈曲。提睾反射由 L_{1-2} 支配,用钝头竹签由下向上轻划大腿内侧皮肤,观察提睾肌是否收缩。脊髓病变时相应阶段浅反射减弱或消失。

6. 临床情景实例　患者,男性,50 岁,突发吞咽困难、饮水呛咳 1 天入院,入院时肢体活动正常。为鉴别真性延髓性麻痹与假性延髓性麻痹,请根据目前情况完成相关神经系统体格检查。

临床思维分析:鉴别真性延髓性麻痹与假性延髓性麻痹需完成舌咽迷走神经的运动、感觉和反射检查,同时需完成下颌反射和病理反射检查。真性延髓性麻痹下颌反射、咽反射消失,可有舌肌萎缩,病理征阴性;假性延髓性麻痹下颌反射亢进、咽反射存在,无舌肌萎缩,病理征常阳性。

7. 临床情景实例　患者,女性,48 岁,突发剧烈头痛伴恶心、呕吐、右眼睑下垂 1 小时入院,既往无高血压、糖尿病病史。入院时神志清楚,无肢体活动障碍。诊断考虑右侧后交通动脉瘤破裂所致蛛网膜下腔出血,请根据目前情况完成支持该诊断的相关神经系统体格检查。

临床思维分析:①后交通动脉瘤常压迫动眼神经,且患者已有右侧眼睑下垂,故需完成动眼神经检查,除观察是否有上睑下垂、眼裂大小外,还应观察眼球运动是否受限以及瞳孔大小、形状、光反射、集合反射情况;②患者诊断考虑蛛网膜下腔出血故需完成脑膜刺激征检查,了解是否有脑膜受累。

8. 临床情景实例　患者,男性,65 岁,因行动迟缓、右上肢不自主抖动半年入院。诊断考虑帕金森病,请根据该病运动症状特点重点行相关神经系统体格检查。

临床思维分析:帕金森病运动症状特点主要是静止性震颤、肌强直、行动迟缓及姿势步态异常,故需完成不自主运动、肌张力和姿势步态的检查。观察患者是否有不能随意控制的震颤以及出现的部位、程度、范围和规律,与情绪、寒冷、饮酒等的关系,并注意询问既往史和家族史。肌张力检查时嘱患者肌肉放松,触摸其肌肉硬度,并被动屈伸肢体感知阻力,判断肌张力是否正常、增高或减低,有无铅管样、折刀样或齿轮样肌张力增高。姿势步态检查时须从前面、后面、侧面分别观察患者的姿势、步态与起步情况、步幅和速度,观察患者快速从座位站起,以较慢然后较快的速度正常行走,然后转身以及走直线的情况;观察患者站立以及行走时双足的距离、肢体连带动作;观察是否有慌张步态、偏瘫步态等异常步态。

9. 临床情景实例　患者,女,出生后 1 天,因过度兴奋、易激惹 2 小时入院。出生时有可疑窒息病史。请根据目前情况重点行小儿生理反射检查。

临床思维分析:刚出生的婴儿大脑尚未成熟,此时婴儿具有一些先天性反射,可通过检查觅食、吸吮、拥抱、握持、颈拨正反射等反射了解患儿大脑发育情况。

10. 临床情景实例　患者,男性,72 岁,突发意识障碍 1 小时入院,入院时呼之不应。请根据目前情况重点行昏迷患者神经系统体格检查。

临床思维分析:昏迷患者神经系统体格检查重点包括 Glasgow 评分、瞳孔(包括大小和形状)、眼球位置以及眼球运动、头眼反射、眼底、运动功能(肢体坠落试验、痛刺激试验、下肢外旋征、肌张力的检查。

(汤永红　袁　梅)

第二章	腰椎穿刺术 Lumbar Puncture

一、适应证

1. 留取脑脊液做各种检查分析,以协助中枢神经系统感染性及非感染性炎性疾病诊断与鉴别诊断,如蛛网膜下腔出血、各种脑膜炎、脑炎、炎性脱髓鞘疾病、淋巴瘤、脑膜瘤等情况。

2. 脊髓疾病和多发性神经根病变的诊断和鉴别诊断。

3. 测量颅内压或行脑脊液动力学检查,以明确颅内压高低及脊髓、横窦通畅情况。

4. 动态观察脑脊液变化帮助判断病情、预后及指导治疗。

5. 注入放射性核素行脑、脊髓扫描。

6. 注射液体或放出脑脊液以维持、调整颅内压平衡,或注入药物治疗相关疾病(如结核性脑膜炎、中枢神经系统白血病等)。

二、禁忌证

1. 颅内压明显增高,若已有脑疝特别是怀疑后颅窝占位性病变者为绝对禁忌证。

2. 穿刺部位或附近有感染灶、脊柱结核或开放性损伤。

3. 血液系统疾病有明显出血倾向者、使用肝素等抗凝药物导致的出血倾向者、血小板 $<50 \times 10^9/L$ 者。

4. 休克、衰竭或濒危状态、不宜搬动者。

5. 脊髓压迫症的脊髓功能处于即将丧失的临界状态;脊髓严重畸形;不能配合者。

6. 开放性头颅损伤。

三、标准操作规程

见表 2-1。

表 2-1 腰椎穿刺术标准操作规程

准备	医师准备:穿工作服,戴口罩、帽子,洗手
	核对床号、姓名,嘱患者排尿,询问麻醉药过敏史
	知情同意并签字,测血压、脉搏正常,眼底检查和头颅 MRI、CT 排除禁忌证,术前查血电解质、血糖等生化指标
	用物准备:腰椎穿刺包、络合碘、无菌棉签、手套、胶布、2% 利多卡因,5ml 注射器、0.9% 氯化钠注射液
操作过程	体位[1]:侧卧位,背部与床面垂直,离床边须有一定距离,头部俯屈至胸,两膝弯曲至腹,双手抱膝紧贴腹部
	穿刺点选择[2]:取双侧髂嵴最高点连线与后正中线交汇处为穿刺点,即第 3~4 腰椎棘突间隙,有时可上移或下移一个腰椎间隙,准确判断穿刺点及标记
	穿刺时要有专人固定患者体位,避免移动
	消毒顺序:以穿刺点为圆心,由内向外
	消毒范围:直径 15cm 以上
	消毒 3 次,不留空隙,每次范围小于前一次,末次范围大于孔巾直径
	取腰穿包,检查包的有效期
	打开腰穿包的外层 3/4
	戴无菌手套,打开腰穿包的外层 1/4 及内层
	清点物品,铺孔巾
	选择穿刺针(成人 9 号,小孩 7 号)及检查通畅性
	核对麻醉药,正确开启
	于穿刺点行皮丘注射
	沿穿刺点垂直进针
	边进针边回抽及推药
	固定穿刺部位的皮肤
	沿穿刺点垂直进针,针尖斜面与患者身体长轴平行[3]
	有突破感后停止进针,进针深度为 4~6cm
	拔出针芯,见脑脊液溢出后协助患者改变体位:嘱患者放松,头稍伸直,双下肢改为半卧位
	正确连接测压管并测压[4],读出压力值
	必要时进行压腹、压颈试验[5]
	操作过程中应该注意观察患者生命体征,如出现头晕、面色苍白、出汗、心悸、头部剧痛、昏厥等为脑膜反应[6],有无下肢麻木等不适,若有应立即停止操作

续表

操作过程	撤去测压管,收集标本 2~5ml(一次放液量不超过 10ml)送检内容及先后次序[7]:细菌学检查(第一管)、生化检查(第二管)、常规检查(最后一管)。必要时予以蛛网膜下腔内给药[8]及脑脊液置换术[9]
	回复针芯,拔出穿刺针,纱布按压 1~2 分钟
	操作完成后为患者复原衣物
	回复患者体位,嘱患者去枕平卧 4~6 小时,测血压
	术后观察生命体征,并观察有无头痛、气促、胸闷、呼吸困难等情况的发生,有无出血及继发感染等

疑点导航:

1. 一般选择左侧卧位,如患者习惯或翻身不方便时可右侧卧位。小儿腰椎穿刺:年长儿体位同成人,婴幼儿由助手一人,将患儿屈颈屈髋抱膝左侧卧在床上,一手将患儿头部固定在右手臂下,另一手固定患儿腰臀部,使之椎间隙尽量拉开并帮助小儿固定不动。小婴儿需选择水合氯醛灌肠、地西泮肌注或苯巴比妥肌注行适当镇静。

2. 小儿穿刺点选择同成年人,因局部病变,可下移一个腰椎棘突间隙穿刺。

3. 始终保持穿刺针与患者背部平面的垂直,防止穿刺针的偏斜,沿棘突方向缓慢刺入,进针过程中针尖遇到骨质时,应将针退至皮下待纠正角度后再进行穿刺。

4. 检测压力,注意测压管与穿刺针之间紧密连接,避免因连接不紧导致测压不准;测压时应嘱患者腿伸直、放松,避免紧张影响压力测量的准确。无测压管时可通过计数脑脊液滴数,正常侧卧位 40~50 滴 /min;一般在腰穿包内有"L"形玻璃长管,也可连接脑压表进行测压,后者更安全。正常成人初压为 70~180mmH$_2$O(侧卧位),压力明显增高者可用脑压表测量具体的颅内压数值。(注意压力单位毫米水柱及千帕的换算)。压力增高见于患者紧张、蛛网膜出血、感染、外伤、占位性病变、静脉窦血栓形成、良性颅内压增高。压力减低见于脑脊液循环受阻、腰穿针针头仅部分在蛛网膜下腔,以及低颅压、脱水、休克、脊髓蛛网膜下腔梗阻和脑脊液漏等情况。

5. 压腹试验 腰椎穿刺时,助手以拳头用力压迫患者腹部,持续 20 秒。脑脊液在测压管中迅速上升,解除压迫后,脑脊液在测压管中迅速下降至原水平,说明腰穿针在穿刺处的蛛网膜下腔。如果压腹试验脑脊液在测压管中液平面不上升或十分缓慢上升,说明腰穿针不在蛛网膜下腔。

脊髓病中疑有椎管阻塞时可用压颈试验。Queckenstedt 试验:了解蛛网膜下腔有无阻塞。在初测压后,若压力不高,可令助手压迫一侧颈静脉约 10 秒,然后再压另一侧,最后同时按压双侧颈静脉,若脑脊液压力迅速升高 1 倍左右,解除压迫后 10~20 秒,又迅速降至原来水平,称为梗阻试验阴性,表示蛛网膜下腔通畅;若压迫静脉后压力不升高,则为梗阻试验阳性,表示蛛网膜下腔完全阻塞;若压迫后压力缓慢上升,放松后又缓慢下降,表示不完全阻塞。凡颅内压增高者(超过 200mmH$_2$O)或怀疑后颅窝肿瘤者禁行此试验。

6. 脑膜反应一般出现在穿刺针刚刚穿破硬脑膜时发生,原因有以下几点:

(1) 生理因素:腰穿所致的反射性迷走神经功能亢进;年轻患者对刺激的反应敏感,脑膜反应的发生率明显升高。在空腹状态下行腰椎穿刺,脑膜反应的发生率更高,这可能与饥饿状态下,血糖偏低,机体不易耐受各种刺激有关;另外,当患者体质虚弱时,则身体的抵抗力反应和控制力反应降低,于是对很小的刺激会发生与刺激强度不成比例的夸大反应。

(2) 心理因素:由于患者对腰穿过程、目的不了解,存在紧张和恐惧心理。

(3) 医源因素:患者对疼痛或是对医生信任度不足而引起的脑膜反应,主要是有些医生操作不熟练,术前定位不准确,反复穿刺常导致脑膜反应。

(4) 疾病因素:患者体质虚弱或有其他并发症,比一般情况良好者发病率高。

(5) 局部麻醉因素:皮肤及硬膜外麻醉效果欠佳,加之患者的痛阈较低。

7. 脑脊液的送检重点内容根据患者的病因有所选择,如癌性:脱落细胞、肿瘤标志物;结核性:抗酸染色、结核菌培养、结核抗体;化脓性感染:细菌培养＋药敏;真菌性:墨汁染色;脱髓鞘性:蛋白电泳等。标本的留取管数不限,标本管的顺序必须标注,常规检查必须是最后一管(由于在穿刺时局部的损伤、穿刺次数较多等造成医源性白细胞、红细胞的增多,干扰结果的真实性),第一管做细菌学检查,中间的做生化检查(糖、氯、蛋白质的结果受穿刺操作的影响较小)及其他检查。

8. 蛛网膜下腔内注射药物 缓慢椎管内注射,边推边回抽,用脑脊液不断稀释药物浓度,通常在 10 分钟内注射完毕。中枢神经系统性白血病,可向内注入甲氨蝶呤、阿糖胞苷等化疗的药物;结核性脑膜炎,可向内注入异烟肼抗结核治疗、地塞米松减轻炎症反应、糜蛋白酶抑制纤维化防止粘连。

9. 脑脊液置换术 在蛛网膜下腔出血患者已排除无动脉瘤或已经手术治疗动脉瘤后需促进血液吸收、缓解头痛、减少脑血管痉挛时,可行脑脊液置换治疗,置换时机在手术处理完动脉瘤后即可进行,第一周内可每两天一次,第二周依据出血量及出血时间,进行 2~3 次 / 周,尽可能在脑脊液黄变前操作。

具体操作:核对 0.9% 氯化钠注射液(10ml)1 支,正确开启,开启 10ml 注射器抽取,缓慢放出脑脊液不超过 10ml,再向蛛网膜下腔内缓慢注射等量 0.9% 氯化钠注射液(注射前调整穿刺针斜面朝脚方向),边注射边询问患者情况。注射完成后套入针芯,等待 5~10 分钟,后同理完成上述操作 3~4 次。

四、常见并发症及处理

1. 腰椎穿刺后头痛 是最常见的腰穿并发症,常见于腰穿后 24 小时。其表现是患者卧位时无头痛,坐位时头痛加剧。头痛部位多为前额、枕部,性质多跳痛,时间长短不一,常见 1~3 天,最长可持续 1 周。病因可能是脑脊液放出过多造成颅内压降低脑组织牵拉、移位所致。腰穿后嘱患者去枕平卧 4~6 小时、多饮水,尽量用细的腰穿针、避免多次穿刺、放脑脊液量不宜过多、腰穿针的针尖斜面与患者身体长轴平行有助于预防腰穿后头痛。若出现低颅压症状,予以多饮水、卧床休息、症状无改善者予静脉输注 0.9% 氯化钠注射液 1000~1500ml。

2. 脑疝形成 腰穿中或腰穿后发生,是最危险的并发症,造成意识障碍、呼吸骤停甚至死亡,多见于高颅压患者,及早发现则可以治疗。因此,须严格掌握腰椎穿刺指征。若颅内压高者必须腰椎穿刺才能明确诊断时,一定在穿刺前使用脱水剂,待颅内压低于 300mmH_2O 后再留取脑脊液。

3. 神经根损伤 少见。腰穿中如果突然出现感觉异常(如下肢麻木或疼痛)应立即退出穿刺针,改变穿刺针方向再次进针,一般不需要特殊处理。

4. 出血 见于正在接受抗凝治疗或存在凝血障碍的患者,多为损伤蛛网膜下腔或硬膜下腔静脉造成,出血量一般较少,不引起临床症状,故无须特殊处理,若出血量较多时,须与原发性蛛网膜下腔出血鉴别,处理参照原发性蛛网膜下腔出血。

5. 感染 少见,主要由于无菌观念不强导致,如出现则参照中枢神经系统感染性疾病治疗。

6. 脑膜反应

(1) 停止操作,平卧,皮下注射 0.1% 肾上腺素 0.3~0.5ml。

(2) 开放静脉通道,予以心电监护,吸氧(采用常规湿化,氧流量调节为 2~4L/min)。

(3) 与患者家属交代病情,处理完后常规复查患者血压、脉搏。

五、临床情景实例与临床思维分析

1. 临床情景实例

(1) 患者,男性,65 岁,因头痛、低热 1 周,加重伴呕吐 3 天入院,头颅 CT 已摄。体检:脑膜刺激征阳性,请行腰椎穿刺检查。

（2）患者穿刺时测压为 300mmH$_2$O，此时该如何处理？

临床思维分析：①该患者老年男性，头痛伴有低热，进行性加重并出现呕吐，考虑颅内感染、颅压高，需腰椎穿刺检查明确脑脊液压力，并完善脑脊液检查明确感染病原菌；②穿刺过程中发现压力 300mmH$_2$O，为高颅压，不能留取脑脊液，需快速静滴甘露醇 125ml 降颅压，待压力低于 300mmH$_2$O 后，将穿刺针针芯不完全拔出，缓慢留取脑脊液送检，在操作过程中注意观察患者有无病情变化，术后注意生命体征监测，警惕脑疝形成危及生命。

2. 临床情景实例

（1）患者，男性，56 岁，因发热、头痛 1 周入院，头颅 CT 提示双侧颞叶局灶性低密度灶，低密度灶中有点状高密度灶。现需行诊断性腰椎穿刺术。

（2）穿刺中患者出现头晕、面色苍白、出汗、心悸、胸部压迫感或剧痛、血压下降、脉细、肢冷、昏厥请作相应处理。

临床思维分析：①患者在穿刺过程中出现头晕、面色苍白、心悸等反应，考虑为脑膜反应，需要按照脑膜反应处理；②待患者生命体征平稳后再酌情考虑是否在第二天完善腰穿脑脊液检查。

3. 临床情景实例

（1）患者，男性，24 岁，精神异常 4 天入院。体格检查可见脑膜刺激征阳性。头颅 CT 未见异常。初步诊断为病毒性脑炎，为尽快明确诊断，最宜采取何种措施。

（2）穿刺过程中患者不配合、胡言乱语，为使该项措施继续进行，请予以相应处理。

临床思维分析：①患者诊断考虑颅内感染，为明确感染的性质留取脑脊液，完善病原学检查需要行腰椎穿刺术，躁动、精神异常患者不能配合检查，需要术前使用镇静剂；②在监测呼吸等生命体征的情况下，给躁动患者使用咪达唑仑或者地西泮、精神异常患者使用氟哌啶醇静注，待患者处于镇静状态后再完善腰穿检查；③送检项目：需完善单纯疱疹病毒特异性抗体、抗酸染色、墨汁染色等相关病原学检查。

4. 临床情景实例　患者，女性，58 岁，患者因头痛、呕吐 4 天入院。已行颅内动脉瘤栓塞术治疗，复查头颅 CT 出血较前明显吸收（图 2-1、图 2-2），脑沟、脑回仍见高密度影，现最宜行何种治疗措施。

临床思维分析：蛛网膜下腔出血患者，已行颅内动脉瘤栓塞术治疗，头颅 CT 显示出血已明显吸收，无再出血风险，为稀释蛛网膜下腔积血，减少脑积水、脑血管痉挛等并发症需要行腰椎穿刺术＋脑脊液置换术。

5. 临床情景实例

（1）患者，女性，25 岁，因头痛、低热 1 月余入院，考虑为结核性脑膜炎，经

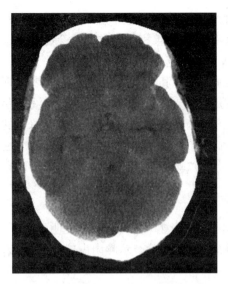
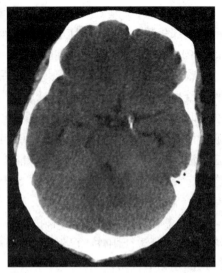

图 2-1　患者头部 CT 片（术前）　　　　图 2-2　患者头部 CT 片（术后）

口服抗结核药物及反复腰穿鞘内给药治疗后病情好转,近 3 天头痛加重,卧位时缓解,起床行走时明显,脑膜刺激征阴性。请予以目前最宜检查项目,帮助诊断和治疗。

（2）穿刺中,测压力 50mmH$_2$O,请继续予以相应处理。

临床思维分析:①年轻女性,反复腰穿鞘内给药后,出现与体位明显相关的头痛,考虑为低颅压性头痛,完善腰椎穿刺术明确诊断;②低颅压的处理:低于 60mmH$_2$O 诊断明确,可以腰穿留取脑脊液检查。治疗颅内感染原发病,纠正脱水。用自体血 15~20ml 缓慢注入腰段硬膜外间隙,血液自注入点向上下扩展数个椎间隙,可压迫硬膜囊和阻塞脑脊液漏出,迅速缓解头痛。

6. 临床情景实例

（1）患者,男性,45 岁,进行性腰背部胀痛 2 个月,伴右下肢无力、左下肢麻木 3 周入院,无大小便障碍。已行脊髓 MRI+增强检查,见脊髓占位性病变。请行腰椎穿刺术。

（2）检查中脑脊液流出较缓慢,颜色偏淡黄色,请继续予以相应处理。

临床思维分析:中年男性,进行性腰背部胀痛,出现双下肢麻木、无力,考虑为脊髓病变,MRI 显示脊髓占位性病变,脊髓功能有受损但不严重,为明确占位的性质,需完善腰椎穿刺术;奎肯施泰特试验（Queckenstedt test）明确椎管有无完全梗阻。

7. 临床情景实例

（1）患者,男性,18 岁,1 周前受凉后出现发热、全身不适、肌痛,情绪低落、答非所问 4 天,头颅 CT 未见异常,脑膜刺激征阳性。已经完善凝血功能检查示活化部分凝血活酶时间(APTT)55 秒,请尽快完善相关操作协助诊断。

(2) 操作过程中出现血性脑脊液,请予以相应处理及判断。

临床思维分析:①腰椎穿刺术禁忌证的把握和凝血功能的判读;患者出现明确凝血功能障碍,有穿刺相对禁忌,穿刺时要慎重;②穿刺血性脑脊液的鉴别:如为穿刺损伤,一般出血量较少,可留取脑脊液多管观察,越在后面留取的脑脊液颜色越淡,静置后红细胞分层明显;如为蛛网膜下腔出血则为均匀血性脑脊液,可见皱缩红细胞。凝血功能障碍所致蛛网膜下腔出血,则使用止血药物,改善凝血功能。

8. 临床情景实例

(1) 患者,女性,46 岁,肾移植术后 4 年,头痛 2 个月,伴低热,无明显咳嗽、咳痰,脑膜刺激征阳性。已经完善头颅 MRI+ 增强检查示颅内占位性病变,请行腰椎穿刺术协助诊断。

(2) 操作过程中出现稍浑浊脑脊液,请予以做出初步判断,如何确诊?

临床思维分析:①肾移植术后患者,长期服用免疫抑制剂,抵抗力下降,容易出现深部真菌感染;②腰穿显示为浑浊脑脊液,考虑隐球菌脑炎,需完善墨汁染色检查明确诊断,同时注意和结核等颅内感染的鉴别。

9. 临床情景实例 患者,女性,48 岁,低热、头痛 10 余天,伴复视 2 天,间有咳嗽、咳痰,脑膜刺激征阳性。已经完善头颅 MRI+ 增强检查提示颅底粘连,请尽快完善相关操作协助诊断。

临床思维分析:中年女性患者,颅内感染,有颅底粘连,考虑结核性脑膜炎,腰椎穿刺术送脑脊液标本行脑脊液常规、生化、抗酸杆菌等检查,以明确诊断。

10. 临床情景实例

(1) 患者,女性,40 岁,双下肢麻木无力 3 周,自肢体远端向近端进展,发病前 2 周有腹泻病史。已完善心肌酶和肌电图检查,请尽快完善相关操作协助诊断。

(2) 心肌酶结果正常,肌电图提示神经源性损害,请予以相应判断及处理。

临床思维分析:中年女性患者,病史 3 周,有下肢麻木无力,肌电图提示周围神经损伤,考虑为格林巴利综合征可能,完善腰椎穿刺术 + 脑脊液常规生化检查,判断是否存在蛋白细胞分离,如有则为格林巴利综合征。

11. 临床情景实例

(1) 患者,男性,26 岁,头痛 3 周,加重伴复视 3 天,既往无高血压病史,脑膜刺激征阳性。已完善头颅 CT 检查,请尽快完善相关操作协助诊断。

(2) 体检:左侧瞳孔散大,光反应(−),请予以相应判断及处理。

临床思维分析:青年男性,突发起病,头痛、复视,要考虑为动脉瘤蛛网膜下腔出血、动眼神经麻痹,出血量少时,头颅 CT 可为阴性,需完善腰椎穿刺术脑脊液检查明确诊断,如为均匀血性脑脊液则诊断明确,同时测脑脊液压力,如压力高则按颅高压处理,注意脑疝早期发现及处理。

12. 临床情景实例　患者,男性,53 岁,头痛、低热 2⁺ 月。1 周前腰穿脑脊液检查白细胞升高、糖及氯化物降低、蛋白升高。诊断性抗结核治疗 1 周后拟复查脑脊液。

临床思维分析:考虑为结核性脑膜炎患者,诊断性抗结核治疗 1 周后复查腰椎穿刺术 + 脑脊液检查,注意脑脊液结果变化,如结果显示好转(细胞数、蛋白较前下降)则为结核性脑膜炎,同时鞘内注入异烟肼、糜蛋白酶、地塞米松治疗。

13. 临床情景实例　患者,男性,15 岁,突起头痛、呕吐、意识障碍 2 天,伴有高热。起病前有淋雨受凉史。体格检查可见脑膜刺激征阳性,躯干可见皮肤淤点。已在当地医院使用青霉素治疗,为明确诊断及指导下一步治疗请尽快完善相关操作。

临床思维分析:患者为年轻男性,淋雨后突发急性起病,有头痛、呕吐、意识障碍、高热、皮肤可见淤点,考虑为化脓性脑膜炎,为明确诊断行腰椎穿刺术 + 脑脊液检查,注意脑脊液结果,外观混浊或呈脓性;行细菌涂片和脑脊液 + 血培养找出病原菌,选择敏感抗生素。开始使用抗生素治疗后 24~36 小时内复查脑脊液,以评价治疗效果。

14. 临床情景实例　患儿 5 岁,突起头痛、呕吐 1 周。既往发现急性淋巴细胞白血病 1 年,已规律治疗。体格检查可见脑膜刺激征阳性。头颅 CT 未见明显异常。为明确诊断请尽快完善相关操作。

临床思维:患者为 5 岁儿童,既往有急性淋巴细胞白血病史,现出现头痛、呕吐等中枢神经系统受累的症状、体征,要考虑中枢白血病诊断,需尽快完善腰穿脑脊液检查排除其他原因造成的神经系统疾病,找白血病细胞。如找到白血病细胞则可明确中枢白血病诊断,鞘内注入抗白血病药物。

(潘利红)

第 三 章 脑血管造影术
Digital Subtraction Angiography（DSA）

一、适应证

1. 寻找脑血管病的病因,如出血性或闭塞性脑血管病变。
2. 怀疑血管本身病变,如动脉瘤、动脉夹层形成、动静脉瘘等。
3. 怀疑有静脉性脑血管病。
4. 脑内或蛛网膜下腔出血病因检查。
5. 头面部富血管性肿瘤术前检查了解血功情况。
6. 了解颅内占位病变的血供与邻近血管的关系及某些肿瘤的定性。
7. 实施血管介入或手术治疗前明确血管病变和周围解剖关系。
8. 头面部及颅内血管性疾病治疗后复查。
9. 其他相关检查未能明确,怀疑与脑血管相关。

二、禁忌证

1. 对碘过敏者（需经过脱敏治疗后进行,或使用不含碘的造影剂）,对金属和造影器材过敏者。
2. 有严重出血倾向或出血性疾病者,血小板计数$\leq 50 \times 10^9$/L;服华法林的患者,造影数天前应停用,改用肝素抗凝（INR 降至 1.4 以下）。
3. 有严重动脉硬化、糖尿病,及心、肝或肾功能不全者,血肌酐 >250μmol/L。
4. 脑疝晚期,脑干功能衰竭者。
5. 生命体征难以维持的。
6. 未能控制的高血压。
7. 全身感染未控制或穿刺部位局部感染。

三、标准操作规程

见表 3-1。

表 3-1 脑血管造影术标准操作规程

准备	术前准备	查阅病历,了解患者临床情况(血常规、凝血功能、输血前检查、血糖、肾功能)、既往病史、药物过敏史及目前用药情况
		复习 CT、MRI、MRA、颈部超声等资料,结合病史初步判断病变责任血管
		在患者左上肢建立静脉通道
		签署造影知情同意书
	医师准备	穿工作服(洗手衣外再套铅衣、铅帽、围脖、防护镜),戴口罩、帽子
	用物准备	5F 动脉鞘及扩张器、"J"形导丝、穿刺针/套管针、止血钳、手术刀片、1%利多卡因注射液、10ml 注射器、5F 多孔猪尾巴导管、4F/5F Hunter 或 Simmon 导管、泥鳅导丝、非离子型造影剂、高压注射器、生理盐水、肝素生理盐水、无菌纱布、弯盘、弹力绷带、盐包。各种急救用药:阿托品、多巴胺、地塞米松、硝酸甘油、尿激酶等
操作过程		体位:患者平卧于手术台,头架固定头部[1]
		穿刺点选择:穿刺点一般定于在腹股沟韧带中点下方 1.0cm 处,扪及股动脉搏动[2]
		洗手,穿手术衣
		消毒、铺巾
		肝素生理盐水冲洗动脉鞘及导管,生理盐水彻底湿润导丝
		将动脉鞘芯插入动脉鞘内,并固定
		抽入造影剂到高压注射器内
		麻醉[3]:在穿刺点将 1% 利多卡因注入皮内,形成约 1cm 的皮丘,然后用左手固定股动脉,逐层浸润麻醉皮下组织、股动脉的内侧、后方及上方
		麻醉满意后,在穿刺点皮肤作一小切口
		固定股动脉:用左手示指及中指放在皮肤切口上方股动脉两侧,将股动脉固定
		以改良的 Seldinger 技术成功导入动脉鞘[4]
		建立动脉通道,用肝素生理盐水冲洗动脉鞘
		全身肝素化[5]
		造影[6]
		造影结束后,撤出导管
		左手于穿刺点上方股动脉搏动处压迫后,拔出动脉鞘,压迫止血 15 分钟。待确认无出血后,用无菌敷料覆盖穿刺点,弹力绷带加压包扎
		术后观察生命体征,并观察有无头痛、气促、胸闷、呼吸困难等情况的发生,有无出血及继发感染等[7]

疑点导航：

1. 造影地点　独立的造影机房，患者平卧于手术台上。
2. 穿刺点选择左右均可，为方便操作一般选在右侧。
3. 麻醉方式选择

(1) 局部麻醉：适合于意识清楚，能够配合检查的患者。

(2) 全身麻醉：适合于意识不清、躁动而不能配合检查的患者。

4. Seldinger 技术的介绍　它是以带针芯的薄壁穿刺针直接经皮肤穿刺血管，当针尖穿过血管前壁进入血管腔时，即有血液自针尾溢出，拔出针芯时可见血液搏动性喷出，停止进针，然后插入导丝，退出穿刺针，沿导丝送入带鞘芯的动脉鞘，置管成功后退出鞘芯及导丝。注意事项：如回血很弱且少，针可能在股静脉内或紧靠动脉壁，甚至可能在动脉血管内膜下，则不应插入导丝，调整穿刺针的位置，直到获得满意的动脉回血方可；如导丝插入时遇较明显的阻力，亦考虑导丝进入血管外组织或动脉血管内膜下，应撤出导丝，调整穿刺针的位置；如有必要，可在透视下注射少量造影剂以观察针的位置。如动脉鞘进入血管时遇阻力，先小幅度滑动导丝以确认导丝在动脉真腔内，可继续前进；如动脉鞘前进仍较困难，则考虑导丝进入髂动脉分支或反转向下，可在透视下核实。如导丝活动受限，则考虑可能进入血管内膜下，可移去鞘芯，在透视下向动脉鞘内注入造影剂核实。

5. 全身肝素化　首次静脉推注 3000U~5000U（70U/kg），1 小时后再给半量，2 小时后再加 1/4 量，以后每隔 1 小时追加前次剂量的半量。同时导管内采用与高压三通相连接的加压输液器以约 10U/（h·kg）的速度持续灌注。

6. 造影　造影过程中侧臂连接加压输液装置，持续肝素生理盐水灌洗。

(1) 主动脉弓造影：将泥鳅导丝送入猪尾巴导管，在导丝导引下将导管送至主动脉弓（导管头达到升主动脉远端）；透视下调整造影视野（导管头端位于屏幕下界），撤出导丝，行左前斜位造影（流速 20ml/s，流量 30ml，压力 600 磅）。造影结束后送入导丝，将猪尾巴导管头顺直后撤出。

观察内容：有无发育异常；观察左锁骨下动脉、左颈总动脉、无名动脉的开口有无狭窄、闭塞；两侧椎动脉的对称情况，开口部有无狭窄、血液反流等。

注意事项：导管与高压注射器连接后，观察接头处有无气泡；造影后询问患者有无明显不适反应。撤出导管时，用左手固定住动脉鞘，以免动脉鞘随导管脱出。

(2) 右椎动脉造影：

1) 颈段：将泥鳅导丝送入 Hunterhead 或 Simmon 导管，在导丝导引下将导管送至主动脉弓，回撤导丝到导管内，将导管头选入无名动脉。送入导丝，将导丝选入右锁骨下动脉远端，沿导丝将导管送入椎动脉开口近端的右锁骨下动脉。撤出导丝,透视下调整造影视野(正位时导管头端距屏幕下界 2cm、脊柱位于屏幕中线,侧位时脊柱位于屏幕中线),行正侧位造影(流速 4ml/s,流量 6ml,压力 150 磅)。

观察内容:右椎动脉开口、V_1 段、V_2 段有无狭窄、闭塞或严重迂曲;有无发育异常和其他情况。

注意事项:导管与高压注射器连接后,观察接头处有无气泡;如主动脉弓造影提示右锁骨下动脉近端狭窄,将导管选至无名动脉行右前斜位加头位造影证实;如主动脉弓造影提示左椎动脉开口严重狭窄或闭塞,禁将导管头选入右椎动脉内造影;如椎动脉某一处造影剂充盈不佳,且除外骨伪影,应考虑动脉偏心狭窄的可能,行双斜位造影加以证实。

2) 颅内段:透视下调整造影视野(正位时头颅位于正中,侧位时屏幕下界平第二颈椎椎体下缘、屏幕右界平枕骨最后部),行 Towne 位、侧位造影(流速 6ml/s,流量 9ml,压力 150 磅)。

观察内容:右椎动脉 V_3 段、V_4 段、基底动脉、双侧小脑后下动脉、小脑前下动脉和大脑后动脉有无狭窄、闭塞或严重迂曲,有无发育异常;是否向颈内动脉系统代偿供血,有无动脉瘤、动静脉血管畸形和肿瘤等情况。

注意事项:如动脉某一处造影剂充盈不佳,且除外骨伪影,应考虑动脉偏心狭窄的可能,行斜位或头位造影证实。当发现病变后,行放大造影。

(3) 右颈总动脉造影:

1) 颈段:将导管头撤至无名动脉,送入泥鳅导丝至右颈总动脉,沿导丝将导管送入右颈总动脉近端,撤出导丝。透视下调整屏幕视野(正位时脊柱位于屏幕中线,侧位时第三颈椎椎体位于屏幕正中),行正侧位造影(流速 4ml/s,流量 6ml,压力 200 磅)。

观察内容:右颈总动脉(包括分叉处)、右颈内动脉 C_1 段、右颈外动脉有无狭窄、闭塞、溃疡斑块或严重迂曲,有无发育异常。

注意事项:在不清楚颈内外动脉的情况下,勿将导管头选入颈内动脉或颈外动脉造影;不要将导丝置于颈内动脉;导管与高压注射器连接后,观察接头处有无气泡;如动脉某一处造影剂充盈不佳,且除外骨伪影,应考虑动脉偏心狭窄的可能,行斜位造影证实。

2) 颅内段:透视下调整造影视野(正位时头颅位于正中,侧位时屏幕下界平颅底、屏幕左界平额骨最前部),行正侧位造影(流速 6ml/s,流量 9ml,压力 200 磅)。

观察内容:右颈内动脉 C_2~C_7 段、右大脑中动脉、右大脑前动脉有无狭窄、闭塞或严重迂曲;前交通动脉和后交通动脉以及大脑后动脉情况;有无发育异常;有无向椎基底动脉系统代偿供血。有无动脉瘤、动静脉畸形和肿瘤等情况。

注意事项:如动脉某一处造影剂充盈不佳,且除外骨伪影,应考虑动脉偏心狭窄的可能,可加斜位或头位造影证实。当发现病变后,行放大造影。

(4) 左颈总动脉造影:

1) 颈段:将导管头撤至主动脉弓,将导管头选入左颈总动脉。透视下调整屏幕视野(正位时脊柱位于屏幕中线,侧位时第三颈椎椎体位于屏幕正中),行正侧位造影(流速 4ml/s,流量 6ml,压力 200 磅)。

观察内容及注意事项:同右侧颈动脉。当有左侧颈总动脉狭窄时,为了避免发生栓塞事件可仅行非选择性造影。

2) 颅内段:透视下调整造影视野(正位时头颅位于正中,侧位时屏幕下界平颅底、屏幕左界平额骨最前部),行正、侧位造影(流速 6ml/s,流量 9ml,压力 200 磅)。

观察内容及注意事项:同右侧颈动脉。

(5) 左椎动脉造影:

1) 颈段:将导管头撤至主动脉弓,将导管头选入左锁骨下动脉开口。调整导管位置到左椎动脉开口处。透视下调整造影视野(同右侧椎动脉),行正、侧位造影(流速 4ml/s,流量 6ml,压力 150 磅)。

观察内容及注意事项同右侧椎动脉。

2) 颅内段:透视下调整造影视野(正位时头颅位于正中,侧位时屏幕下界平第二颈椎椎体下缘、屏幕右界平枕骨最后部),行 Towne 位、侧位造影(流速 6ml/s,流量 9ml,压力 150 磅)。

观察内容及注意事项:同右侧椎动脉。

7. 术后注意事项:

(1) 沙袋压迫穿刺点 5~6 小时。

(2) 平卧、穿刺侧下肢制动 24 小时。

(3) 观察血压、脉搏和尿量,注意足背动脉搏动情况和局部情况。

四、常见并发症及处理

1. **操作相关并发症**　包括局部血肿、血管痉挛(导管导丝对血管刺激)、血管破裂、血管夹层、脑血栓、感染等。

(1) 穿刺部位血肿:直径小于 10cm 的不处理;大于 10cm 的 24 小时后局部热敷或理疗。造成局部压迫者可切开清除。

(2) 血管痉挛:可动脉内缓慢推罂粟碱(15mg+10ml 盐水)。

(3) 血管夹层:股动脉处多为顺行夹层,可自愈;弓上血管多为逆行,严重者需放支架或抗凝。主动脉夹层需控制性降压及胸心血管外会诊。

(4) 血栓或栓塞:保持镇静,全面造影找出栓子,行溶栓;气栓行成可高压氧治疗;血管壁斑块脱落则无有效处理。

(5) 血管穿孔或血管壁撕裂:及时中和肝素,止血降压,可闭塞的血管行血管内封堵,不能闭塞的压迫或手术修补。

(6) 血栓性静脉炎:穿刺成功后全身肝素化,操作过程中持续动脉滴注肝素生理盐水来尽量预防。出现静脉炎后注意抬高患肢,减少疼痛。

(7) 穿刺部位假性动脉瘤或动静脉瘘:局部压迫,球囊栓塞,带膜支架置入或手术修复。

(8) 后腹膜血肿:

原因:①穿刺点过高;②导管、导丝损伤髂动脉所致。极为凶险,注意维持血压及生命体征为最有效的方法。

2. 造影剂相关并发症

(1) 心血管反应:血压下降,肺水肿,椎动脉缺血等。一般不需要特殊处理。

(2) 电生理反应:颈动脉壶腹部注射较大剂量造影剂,可引起血压下降和心率减慢。在操作前准备阿托品,必要时静脉注射。

(3) 肾功能异常:造影剂在体内的半衰期约 25 分钟,排除唯一途径是肾脏,在西方发达国家,造影剂引起肾损害是住院患者发生急性肾功衰竭的第三位原因。发生造影剂相关的肾功能损害的危险因素还有低血容量、糖尿病、心衰、年龄超过 70 岁等。介入操作后发生肾功损害的另一机制是肾动脉血栓形成。

(4) 过敏样反应:轻度如颜面潮红、多汗、瘙痒等可观察,一般无需特殊处理。中度包括恶心、头痛、头面部水肿、腹痛、轻度支气管痉挛、呼吸困难和心悸等。处理时一般要皮下或静脉注射肾上腺素,静脉注射苯海拉明,吸支气管扩张剂、吸氧等。重度包括心律失常、低血压、严重支气管痉挛、喉头水肿、肺水肿、癫痫发作,甚至休克、死亡。处理除上述抢救外,往往需快速补液,必要时气管切开。

(5) 胃肠道反应:恶心、呕吐。

(6) 血液系统反应:凝血功能改变。

五、临床情景实例与临床思维分析

1. 临床情景实例　患者,男性,65 岁,因右侧肢体活动障碍 1 周入院,既往有高血压病史多年,血压控制不理想。头颅 CT 提示脑梗死,头颅 CT 血管造影(CTA)提示左侧大脑中动脉狭窄,分支减少;请进一步评估血管情况。

临床思维分析:该患者老年男性,突发缺血性脑卒中,为评估脑血管功能需要行脑血管造影检查。

2. 临床情景实例

(1) 患者,男性,26 岁,因头痛、呕吐 2 小时入院。体格检查:脑膜刺激征(+),头颅 CT 提示蛛网膜下腔出血。为进一步明确病因,请进一步处理。

（2）经脑血管造影后显示如图 3-1,请与患者沟通下一步如何处理。

临床思维分析:患者为年轻男性,蛛网膜下腔出血诊断明确,为明确病因首选脑血管造影检查,DSA 提示后交通动脉动脉瘤,必须尽快行动脉瘤介入弹簧圈栓塞治疗或外科开颅动脉瘤夹闭手术。

3. **临床情景实例**　患者,男性,24 岁,因左侧肢体活动障碍 2 天入院。既往有 2 次类似发作史。否认有高血压病、糖尿病、高脂血症病史,头颅 CT 提示右侧颞叶脑梗死。为明确病因行脑血管造影检查,结果如图 3-2。请与患者家属沟通下一步如何处理。

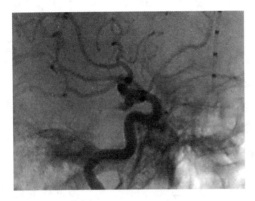
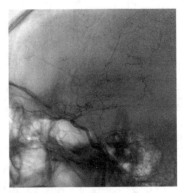

图 3-1　患者头部 DSA 片　　　　　　图 3-2　患者头部 DSA 片

临床思维分析:年轻男性患者,反复出现脑梗死,无其他脑血管病的高危因素,完善脑血管造影检查提示烟雾病,目前血管代偿尚可,注意观察,必要时行颅内血管搭桥手术。

4. **临床情景实例**　患者,女性,26 岁,进行性头痛、呕吐 1 周入院。既往 1 月前剖宫产 1 女婴。头颅 CT 提示未见明显异常。为明确病因是否需要行脑血管造影检查。

临床思维分析:产褥期女性,进行性头痛、呕吐,考虑为静脉窦血栓形成可能性大,为明确病因拟尽快完善脑血管造影检查。

5. **临床情景实例**　患者,男性,65 岁,因反复发作性言语不能、四肢肢体活动障碍 1^{+} 天入院,1 天中共发作 5 次。既往有高血压病、糖尿病病史。体格检查可见:神清,四肢肢体肌力 5 级。头颅 CT 提示未见明显异常。

（1）现宜行何种处理措施。

（2）经脑血管造影后显示如图 3-3,请与患者沟通下一步如何处理。

临床思维分析:老年男性,急性缺血性脑血管病,诊断为短暂性脑缺血发作(TIA),定位于后循环,既往有高血压病、糖尿病病史,考虑为短暂性脑缺血发作,拟急诊尽快完善脑血管造影检查评估颅内血管功能。经脑血管造影后提示基底动脉血栓形成,考虑行基底动脉内支架植入血管成形术。

6. **临床情景实例** 患者,男性,15岁,反复发作性左侧肢体无力1月入院。1月内发作5次。既往否认高血压病、糖尿病史及家族史。体格检查未见明显异常。为明确病因是否需要行脑血管造影检查?

临床思维分析:年轻男性,反复发作性左侧肢体无力1月入院。考虑先天性血管病变(肌纤维发育不良)可能性大,为明确病因及指导进一步的治疗,拟尽快完善脑血管造影检查。

7. **临床情景实例** 患者,男性,48岁,头痛、呕吐1天入院。既往1年前有动脉瘤外科开颅夹闭术史。体格检查脑膜刺激征阳性。头颅CT提示少量蛛网膜下腔出血。是否需要行脑血管造影检查?

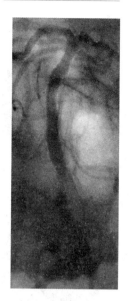

图3-3 患者头部DSA片

临床思维分析:中年男性,此次入院考虑为蛛网膜下腔出血,既往有动脉瘤外科开颅夹闭术史,不排除夹闭动脉瘤残端增大再破裂可能,为明确病因尽快完善脑血管造影检查。

8. **临床情景实例** 患者,男性,26岁,右侧额颞部肿块26年,进行性增大1年入院。体格检查:右侧额颞部一4cm×4cm大小青紫色肿块,质软,压之褪色。为指导下一步手术治疗是否需要行脑血管造影检查?

临床思维分析:青年男性,颜面部肿块,考虑为血管瘤,进行性增大,需要手术治疗,为评估供血动脉及引流静脉以及是否有颅内血供,术前需要完善脑血管造影检查。

9. **临床情景实例** 患者,男性,52岁,因TIA入院,入院后予以抗血小板聚集治疗,完善脑血管造影检查,穿刺过程欠顺利,穿刺点上移后穿刺成功。术中所见血管无明显狭窄。术后约4小时后患者出现烦躁,血压下降,心率增快。穿刺部位无明显渗血,请分析原因。

临床思维分析:中老年男性,反复多次穿刺,穿刺点过高,术后出现血压下降、心率增快,考虑腹膜后血肿可能,病情凶险,完善床旁B超检查明确诊断,注意补液维持血压及生命体征平稳,目前不主张在生命体征平稳的情况下进行外科干预,因髂窝部位血管、神经及其他组织分布极复杂,手术本身风险很大。可考虑经带膜支架处理。

(高小平 潘利红 陈 琳)

第 四 章

脑电图检查
Elecroencephalography（EEG）

一、适应证

1. 癫痫的诊断、分类和病灶的定位。

2. 区别脑部器质性或功能性病变和弥漫性或局限性损害，危重患者的脑功能评估。

3. 脑炎、中毒性和代谢性等各种原因引起的脑病。

4. 睡眠相关疾病。

5. 脑死亡的辅助判断。

二、禁忌证

1. 生命体征不稳定者。

2. 检查部位感染。

3. 过度换气综合征。

三、标准操作规程

见表 4-1。

表 4-1　脑电图检查标准操作规程

准备	医师准备：穿工作服，戴口罩，帽子，洗手
	核对患者信息，如床号、姓名；嘱患者排尿
	测血压、脉搏
	用物准备：脑电图记录仪、柱状电极、弹力电极固定带、酒精、地西泮，5ml 注射器、络合碘、无菌棉签
	患者准备[1]：检查前一天充分睡眠，洗头[2]，检查当天不涂发胶，不能空腹
	实验室要求：黑暗、安静，温度适宜
操作过程[3,4]	患者体位：坐位或卧位
	安放电极：用酒精仔细擦拭头皮，戴上弹力电极固定带，安放柱状电极

续表

操作过程3,4	仪器操作和调试:测试电阻,校准电压,调整仪器参数(灵敏度、带通滤波、纸速)
	脑电图记录5,至少记录20分钟清醒状态下的无干扰图形;期间进行下列4种常规诱发试验:睁闭眼试验、过度换气、闪光刺激、睡眠诱发试验
	睁闭眼试验:令患者进行数次睁眼和闭眼,每次闭眼至少持续10秒,一般连续做2~3次
	过度换气:过度换气至少持续3分钟。开始前至少记录1分钟,结束后再继续记录至少1分钟
	闪光刺激:将闪光刺激器置于患者眼前20~30cm处,刺激光源给予不同频率的间断闪光刺激,每种频率刺激10~20秒,间歇10~15秒后更换刺激频率
	睡眠诱发试验:记录时间一般在20分钟以上,最好为整夜睡眠记录
	操作完成后嘱患者缓慢起身
	打印报告结果,告知患者检查结果

疑点导航:

1. 检查前避免服用镇静催眠药物和中枢兴奋药物;癫痫患者正在服用抗癫痫药物时,除有特殊诊断需要,一般不应停药。

2. 检查前洗头是为了减少头皮油脂造成的皮肤电阻增加,空腹可造成低血糖影响脑电图结果。

3. 儿童脑电图　设备与方法与成人基本相同,儿童需注意以下方面:

(1)因儿童容易活动,最好用电极膏固定电极。

(2)幼儿脑电活动的电压较高,应适当调整灵敏度。

(3)脑电图记录尽可能包括睁闭眼状态。3个月以上的婴儿可通过被动闭眼记录后头部优势节律。

(4)能合作的小儿可通过吹纸条或吹风车完成过度换气试验。

(5)有适应证的小儿应进行1~20Hz的节律性闪光刺激。

(6)尽可能记录睡眠期脑电图。

4. 新生儿脑电图记录的基本方法与常规脑电图相同,但具有新生儿的特点:

(1)了解并记录患儿的一般临床资料,包括胎龄、检查当天的出生后日龄并计算出受孕龄、出生体重、Apgar评分、有关的实验室检查结果、是否应用镇静剂、抗惊厥药、肌松剂等。

(2)新生儿头围小,可适当减少记录电极的数目,可使用16导或9导记录电极。

(3)记录时间不应少于30分钟,至少应包括一个完整的清醒-活动睡眠-

33

安静睡眠期。

5. 反应异常患者的脑电图

(1) 怀疑意识障碍、缄默状态或假性发作的患者,应首先通过问答测试和简单的神经系统检查判断患者的意识水平。

(2) 若患者处于睁眼状态不能配合睁闭眼试验,可用毛巾遮盖双眼进行被动睁闭眼试验。

(3) 若过度换气试验不能合作,仍可进行被动节律性闪光刺激。

(4) 一般不建议使用镇静剂,以免影响从临床和脑电图方面对患者意识状态的判断。

四、常见并发症及处理

1. 癫痫发作

(1) 停止操作,观察几分钟是否停止发作,若形成癫痫持续状态,立即进行抢救。

(2) 开放静脉通道,心电监护,吸氧(采用常规湿化,氧流量调节为2~4L/min),给予地西泮 10mg 缓慢静推终止发作。

(3) 向患者家属交代病情,处理完后常规复查患者血压、脉搏。

2. 过度换气综合征

(1) 停止操作,平卧位,吸氧,必要时面罩吸氧,复测血压脉搏。

(2) 向患者家属交代病情,及时有效进行沟通。

五、临床情景实例与临床思维分析

1. 临床情景实例

(1) 患者,男性,40岁,间断抽搐3天来诊,既往健康。体格检查:头部CT正常,患者应首选何种辅助检查?

(2) 若检查过程中再次出现抽搐持续发作,请问临床诊断考虑什么?应给予如何处置?

临床思维分析:①患者诊断考虑癫痫需要完善脑电图;②癫痫持续状态,应立即给予监护,吸氧,地西泮 10mg 缓慢静推,苯巴比妥 0.1g 肌注,建立静脉通路,防止舌咬伤及坠床。

2. 临床情景实例

患者,女性,20岁,流涕咽痛发热3天,抽搐15分钟来神经内科门诊。既往健康。体格检查:体温39℃,意识清楚,口唇疱疹,言语流利,双侧病理反射阳性,脑膜刺激征阴性,余神经系统体格检查大致正常。头部MRI平扫未见异常,脑电图结果见书末彩图4-1。请问该患者最可能的临床诊断考虑什么?治疗药物是什么?

临床思维分析：①根据病前感染史，口唇疱疹，抽搐发作，脑实质损害，最可能诊断考虑单纯疱疹病毒性脑炎；②药物可选抗病毒药物阿昔洛韦或更昔洛韦，也可给予干扰素免疫治疗。

3. 临床情景实例

(1) 患者，女性，46 岁，一过性意识障碍 3 天就诊，共发作 5 次，每次 10 秒左右，既往高血压病史 1 年，血压控制良好。作为神经内科接诊医生，临床诊断首先考虑哪些疾病？

(2) 若患者头部 MRI 正常，头部及颈部 CTA 正常，脑电图结果见书末彩图 4-2，临床诊断考虑哪种疾病的可能性大？

临床思维分析：①根据病史，发作性意识丧失，诊断考虑晕厥、短暂性脑缺血发作、癫痫；②患者脑电图大致正常，头部影像学正常，考虑晕厥可能性最大。

4. 临床情景实例　患者，男性，26 岁，睡眠呼吸暂停综合征病史，脑电图见书末彩图 4-3，请问下图患者处于睡眠期还是清醒期？

临床思维分析：患者脑电图示弥漫性慢波，提示睡眠期脑电图。

5. 临床情景实例　患者，女性，70 岁，抽搐伴意识障碍 20 分钟。既往尿毒症病史 10 年，规律透析治疗 1 年，近 1 个月因故未行透析治疗，头部 CT 正常，该患者最可能的临床诊断是什么？请完善相关辅助检查。

临床思维分析：①根据尿毒症病史，规律透析患者最近未行透析治疗，出现抽搐及意识障碍，诊断首先考虑肾性脑病；②脑电图，复查肾功能。

6. 临床情景实例　患者，女性，18 岁，间断右手不自主抽动 1 个月，无意识障碍，无感觉障碍，既往健康。神经系统体格检查大致正常，头部 CT 正常。脑电图结果见书末彩图 4-4，该患诊断首先考虑为何？首选治疗药物是什么？

临床思维分析：①根据单纯手部抽搐，脑电图提示局灶性发作，诊断首先考虑癫痫，分类为局灶性运动性发作；②首选卡马西平。

7. 临床情景实例　患者，男性，29 岁，发作性右侧手、肩膀、口角抽搐 2 个月，发作顺序由手及肩，再至口角，每次发作 5 分钟左右，平均每周发作 2~3 次，脑电图见书末彩图 4-5，该患诊断考虑癫痫的哪种特殊类型？

临床思维分析：根据临床症状发作特点，脑电图提示癫痫发作，诊断考虑 Jackson 发作。

（满玉红）

第 五 章

诱发电位检查
Evoked Potential（EP）

一、适应证

1. 躯体感觉诱发电位用于各种感觉通路受损的诊断和客观评价,主要用于吉兰-巴雷综合征、颈椎病、后侧索硬化综合征、多发性硬化、亚急性联合变性等,还可用于脑死亡的判断和脊髓手术的监护等。

2. 视觉诱发电位临床应用于视通路病变,特别是多发性硬化。

3. 脑干听觉诱发电位主要用于客观评价听力、脑桥小脑角肿瘤、多发性硬化、脑死亡的诊断、手术监护等。

4. 运动诱发电位主要用于运动通路病变的诊断,如多发性硬化、肌萎缩侧索硬化、脊髓型颈椎病、脑血管病等。

5. 事件相关电位用于各种脑部疾病引起的认知功能障碍的评价。

二、禁忌证

1. 生命体征不稳定者。

2. 检查部位感染。

三、标准操作规程

见表5-1。

表 5-1　诱发电位标准操作规程

准备	医师准备:穿工作服,戴口罩、帽子,洗手
	核对患者信息,如床号、姓名;嘱患者排尿
	测血压、脉搏
	用物准备:诱发电位记录仪、刺激电极、络合碘、无菌棉签
	患者准备:检查前一天洗头,不要使用发胶等;检测前粗测视力并矫正
	实验室要求:黑暗、安静,温度适宜

续表

操作过程	躯体感觉诱发电位	患者仰卧位,放松,安放好电极后检查阻抗是否符合要求。表面电极置于周围神经干体表部位,用方波脉冲刺激,频率 1~5Hz,刺激量以刺激远端(手指或足趾)微动为宜。常用刺激部位为上肢的正中神经和尺神经,下肢的胫后神经和腓总神经。上肢记录部位通常是 Erb 点、颈椎棘突(C_7 或 C_5)及头部相应的感觉区;下肢记录部位通常是腘窝、臀点、胸 12 及头部相应的感应区 [1]
	视觉诱发电位	分为黑白棋格翻转刺激 VEP 和闪光刺激 VEP。患者坐位,刺激眼距离刺激屏幕的距离为 1m,且在同一水平面。两眼分别检查。用遮眼罩将未检查眼盖住,被刺激眼注视屏幕中央,一次刺激时间不宜过长,以防眼疲劳,连续记录 2 次,选波形重复性好,能够叠加较好的两次为准。记录电极置于 O1、Oz 和 O2,参考电极通常置于 Cz [2]
	脑干听觉诱发电位	患者仰卧位,放松且平静呼吸,耳机安放舒适。多采用短声刺激,刺激强度 50~80dB 或主观听阈 +75dB;刺激频率 10~15Hz,持续时间 10~20 毫秒,叠加 1000~2000 次。检测时单耳刺激,对侧白噪音掩盖。两耳分别检测,通常重复检测两次,两次结果叠加,看重复性是否良好,取最佳波形记录。记录电极通常置于 Cz,参考电极置于耳垂或乳突,接地电极置于 FPz [3]
	运动诱发电位	上肢 MEP 检测将磁刺激器置于上肢对应的大脑皮层运动区、C_7 棘突和 Erb 点,在拇短展肌或小指展肌等肌肉上记录诱发电位;下肢 MEP 检测将磁刺激器置于下肢对应的大脑皮层运动区、T_{12} 或 L_1 及腘窝,在伸趾短肌和胫前肌上记录诱发电位
	事件相关电位	检测原则通常是接受两种或两种以上的刺激组成的序列,对其比较后作出反应。两种刺激中一种低频率、不规律出现的称为靶刺激,另一种为非靶刺激。患者保持清醒状态,选择性注意靶刺激,在靶刺激呈现后 250~500 毫秒内从头皮上记录的正性电位称为 P300
	操作完成后嘱患者缓慢起身 [4]	
	打印报告结果,感谢患者配合	

疑点导航:

1. SEP 检查前最好测量患者的身高和四肢长度。检查时让患者肌肉完全放松,减少肌肉活动所产生的伪迹,最好让患者进入自然睡眠状态。记录波形前,先看基线是否平稳,然后逐渐增大刺激量,直至看到足趾或拇指轻微抖动、患者能耐受且不感觉明显疼痛为止。刺激电极安放前,应该将局部轻擦,减少阻抗,必要时涂抹电极膏,确保电极和皮肤之间良好接触。

2. VEP 如果患者视力稍差,不能分辨刺激屏幕上的方格,可增加视角,将方格增大,但如果患者视力明显减退,则不推荐作 VEP 检测。记录过程中患者应始终盯住屏幕中央的红点,确保刺激信号能被检测眼接收。

3. BAEP 镇静药物对 BAEP 影响很小,若患者不能放松或小儿不能配合时,可以使用镇静药物。

4. 头晕及肌痉挛多为患者过度紧张所致,因此检查前应充分向患者介绍检查的方法,减轻患者心理负担。

四、常见并发症及处理

1. 头晕
(1) 停止操作,平卧。
(2) 复查患者血压、脉搏,必要时行头部 CT 或 MRI 检查。
(3) 嘱患者放松。
2. 肌痉挛
(1) 停止操作,平卧。
(2) 复查患者血压、脉搏。
(3) 热敷、按摩痉挛部位肌肉,必要时康复解痉。

五、临床情景实例与临床思维分析

1. 临床情景实例
(1) 患者,男性,35 岁,头晕、左眼失明伴走路不稳 3 天入院,既往发作性左眼视力下降 3 年。头部 MRI 平扫示双侧半卵圆中心,右侧小脑见长圆形长 T_1 长 T_2 异常信号,行视觉诱发电位检查时突然头晕,请对该患者进行处置。

(2) 患者 VEP 结果见图 5-1,请问该患者最可能的临床诊断考虑什么?进一步应做何种辅助检查?

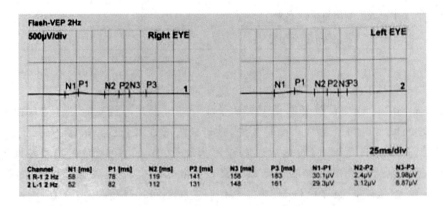

图 5-1 患者 VEP 结果

临床思维分析:①出现头晕立即停止操作,平卧位,测量血压脉搏,嘱患者放松,必要时行头部 CT 或 MRI 检查;②VEP 提示左侧视觉诱发电位缺如,结合头部 MRI 结果考虑多发性硬化可能性大,应进一步做腰椎穿刺术检查。

2. **临床情景实例** 患者,女性,47 岁,四肢无力 10 天,加重伴双下肢完全瘫 1 天,既往 1 周前感冒病史,否认白喉肉毒杆菌中毒史,脑神经正常,双下肢肌张力低,双上肢肌力 4 级,双下肢肌力 1 级,双侧手足痛觉减退,双上肢腱反射减弱,双下肢腱反射消失,未引出病理反射。查颈椎及胸椎 MRI 平扫未见异常,血钾正常,躯体感觉诱发电位见图 5-2。请问该患者最可能的临床诊断是什么?下一步还应完善何种辅助检查?

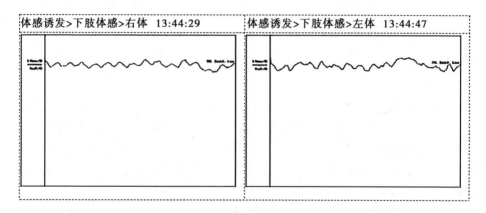

图 5-2 患者 SEP 结果

临床思维分析:①患者病前前驱感染,四肢下运动神经源性瘫痪,末梢型痛觉减退,腱反射减退,排除脊髓炎、低钾性周期性麻痹,SEP 见波幅明显降低,正常波形消失,提示感觉传导通路受累,考虑吉兰-巴雷综合征可能性大;②腰椎穿刺术。

3. **临床情景实例** 患者,女性,66 岁,头晕伴走路不稳 3 个月,既往半年前胃大部切除术病史,头部 MRI 平扫正常,胸椎 MRI 示 $T_{5~6}$ 水平节段髓内斑片状长 T_1 长 T_2 异常信号,作为神经内科接诊医生,临床诊断首先考虑何种疾病?请行相关辅助检查。

临床思维分析:①亚急性联合变性;②腰椎穿刺术,躯体感觉诱发电位检查。

4. **临床情景实例** 患者,男性,68 岁,双上肢麻木无力 2 个月入院。头部 MRI 平扫未见异常。颈椎 MRI 示 $C_{3~4}$、$C_{5~7}$ 节段间盘突出,拇短展肌 MEP 结果见图 5-3,请问该患者可能的临床诊断。

临床思维分析:颈椎 MRI 示颈椎间盘突出,拇短展肌 MEP 提示振幅降低,

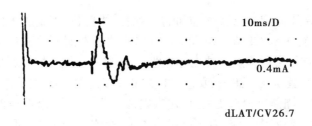

10ms/D

0.4mA

dLAT/CV26.7

图 5-3　患者 MEP 结果

故临床诊断最可能为脊髓型颈椎病。

5. **临床情景实例**　患者,女性,73 岁,头晕、右耳耳鸣伴听力下降 20 天,行头部 MRI 平扫示右侧桥小脑脚类圆形占位,该患者最可能的临床诊断是什么?应该完善何种辅助检查?

临床思维分析:①根据症状,头部 MRI 检查结果提示右侧桥小脑脚肿瘤;②BAEP。

6. **临床情景实例**　患者,男性,75 岁,缓慢记忆力下降半年,既往无高血压、糖尿病、心脏病病史,否认梅毒病史,否认帕金森病病史。查头部 MRI 示双侧海马萎缩,MMSE 测试 20 分,该患诊断考虑什么?还可以进行何种辅助检查?

临床思维分析:①患者认知功能减退,头部 MRI 提示记忆中枢海马萎缩,MMSE 量表测试提示认知功能障碍,诊断考虑老年性痴呆;②ERP。

7. **临床情景实例**　患者,男性,55 岁,行 SEP 检查时突然出现右侧小腿痉挛,疼痛,请对该患者进行处置。

临床思维分析:患者发生肌痉挛,应立即停止操作,患者平卧,热敷、按摩痉挛部位肌肉,复查患者血压、脉搏,与患者交谈,减轻患者心理负担。

（满玉红　刘　锋）

第 六 章　肌电图检查
Electromyography（EMG）

一、适应证

神经源性损害和肌源性损害的诊断及鉴别诊断。主要用于脊髓前角细胞及以下病变,如周围神经、神经肌肉接头和肌肉病变的诊断。

二、禁忌证

1. 生命体征不稳定者。
2. 检查部位感染。

三、标准操作规程

见表 6-1。

表 6-1　肌电图操作规程

准备	医师准备:穿工作服,戴口罩,帽子,洗手
	核对患者信息,如床号、姓名;嘱患者排尿
	测血压、脉搏
	用物准备:针电极、肌电图仪、络合碘、无菌棉签
	患者准备:检查前一天洗澡,保证被检部位皮肤清洁,全身放松,仰卧位
	实验室要求:黑暗、安静,温度适宜,远离电源
操作过程	正常 EMG:同心圆针电极记录肌肉安静状态下和不同程度随意收缩状态下各种电活动。
	神经传导速度:包括运动神经传导速度(motor nerve conduction velocity,MCV)和感觉神经传导速度(sensory nerve conduction velocity,SCV)测定。
	MCV 测定:①电极放置:刺激电极置于神经干,记录电极置于肌腹,参考电极置于肌腱;地线置于刺激电极和记录电极之间;②MCV 的计算:超强刺激神经干远端和近端,在该神经支配的肌肉上可记录到 2 次符合肌肉动作电位,测定其不同的潜伏期,用远端和近端之间的距离除以两点间潜伏期差,即为 MCV[1]。

操作过程	SCV 测定:①电极放置。刺激手指或脚趾末端,顺向性在近端神经干收集(顺向法),或刺激神经干而逆向地在手指或脚趾末端收集(逆向法);地线固定于刺激电极和记录电极之间。②SCV 的计算。记录潜伏期和感觉神经动作电位,用刺激电极与记录电极之间的距离除以潜伏期为 SCV[1]。
	F 波与 H 反射。F 波:①电极放置。同 MCV 测定,不同的是阴极放在近端。②潜伏期的测定。通常连续测定 10~20 个 F 波,然后计算其平均值,F 波的出现率为 80%~100%。H 反射:刺激电极置于腘窝胫神经处,记录电极置于腓肠肌肌腹,最佳刺激强度依个人不同反应而定[2]。
	重复神经电刺激(repeating nerve electric stimulation,RNES):根据刺激的频率分为低频(≤5Hz)RNS 和高频(10~30Hz)RNS。①电极放置:刺激电极置于神经干,记录电极置于该神经所支配的肌肉,地线置于两者之间;②神经和肌肉的选择:临床通常选择面神经支配的眼轮匝肌、腋神经支配的三角肌、尺神经支配的小指展肌。高频刺激通常选用尺神经[3]。
	操作完成后嘱患者缓慢坐起。
	打印报告结果,感谢患者配合。

疑点导航:

1. MCV 和 SCV 异常表现为传导速度减慢和波幅降低,前者主要反映髓鞘损害,后者为轴索损害。

2. F 波有助于周围神经病的早起诊断、病变部位的确定。H 反射消失表示该神经根或其相关的反射弧病损。

3. RNES 低频波幅减低 >15% 和高频刺激波幅减低 >30% 称为波幅递减;高频刺激波幅增加 >100% 称为波幅递增。主要用于重症肌无力的诊断以及和 Lambert-Eaton 综合征的鉴别。

四、常见并发症及处理

1. 头晕
(1) 停止操作,平卧。
(2) 复查患者血压、脉搏,必要时行头部 CT 或 MRI 检查。
(3) 嘱患者放松。

2. 肌痉挛
(1) 停止操作,平卧。
(2) 复查患者血压、脉搏。
(3) 热敷、按摩痉挛部位肌肉。

五、临床情景实例与临床思维分析

1. 临床情景实例 患者,男性,54 岁,因双手逐渐无力、活动笨拙 1 年,加重伴四肢无力 3 个月来诊,既往健康,体格检查:意识清楚,脑神经正常,双手大小鱼际肌、双侧三角肌、双侧胸锁乳突肌、双侧股四头肌萎缩,四肢肌张力正常,腱反射亢进,双侧病理反射阳性。颈椎及胸椎 MRI 正常,肌电图如图 6-1,该患者最可能的临床诊断是什么?

临床思维分析:患者缓慢起病,逐渐进展,临床症状符合上下运动神经元均受累及的特点,结合肌电图四肢被检肌肉均呈神经源性改变,诊断考虑运动神经元病的亚型肌萎缩侧索硬化。

2. 临床情景实例 患者,女性,30 岁,四肢无力 1 周,加重伴双下肢瘫痪 3 天入院,既往 1 周前腹泻病史,体格检查:四肢肌张力低,四肢肌力 2 级,四肢远端痛觉减退,腱反射消失,余神经系统体格检查未见异常。肌电图结果如图 6-2,请问该患者临床诊断为何病?

临床思维分析:患者前驱感染史,体格检查四肢迟缓性瘫痪,末梢型感觉障碍,肌电图示双侧臂丛神经各分支运动电位潜伏期延长,下肢运动电位缺如,H 反射延迟,考虑吉兰 - 巴雷综合征。

3. 临床情景实例 患者,女性,20 岁,左侧眼睑不能闭合,口角低垂,流涎 3 天来诊,体格检查:左侧额纹消失,左侧眼睑闭合不全,左侧鼻唇沟变浅,左侧鼓腮无力,余神经系统体格检查未见异常。头部 MRI 正常,肌电图如图 6-3,该患者临床诊断是什么?

临床思维分析:患者临床变现为左侧周围性面瘫,肌电图提示左侧面神经重度损伤,临床诊断为面神经左侧麻痹。

4. 临床情景实例 患者,男性,59 岁,右侧下肢行走拖曳 2 周入院。既往否认外伤史。体格检查:右侧拉塞格征阳性,右侧腘点、踝点压痛,右侧踝反射消失。余神经系统体格检查大致正常。肌电图如图 6-4,该患者临床诊断考虑什么?

临床思维分析:根据患者典型的病史、体格检查,肌电图提示右侧胫前肌、腓肠肌、股二头肌神经源性改变,右侧腓深神经运动电位缺如,右侧胫神经运动电位波幅降低,诊断考虑右侧坐骨神经痛。

5. 临床情景实例 患者,女,60 岁,双手活动笨拙,双手无力 5 个月就诊。曾在纺织厂流水线工作 30 年。体格检查:双手拇指内收外展受限,对掌运动不能,双手桡侧三指痛觉减退。肌电图如图 6-5,诊断考虑为何病?

临床思维分析:根据患者职业特点、症状,肌电图提示右侧正中神经运动传导速度减慢,双侧正中神经末梢感觉传导速度减慢,诊断考虑双侧腕管综合征。

肌电图

肌肉名称	放松／静息电位				轻收缩／平均运动单位			重收缩／干扰相		备注
	插入	纤颤	正尖	束颤	时限 ms	多相 %	波幅 mV	波型	波幅 mV	
左三角肌	++	+	+	—						
左指伸肌	++	++	++	—	19.97	50%	0.468			
右肱二头肌长头	+	+	+	—						
左胫骨前肌	+	+	+	—						
右胸锁乳突肌	++	++	++	—	9.833	0%	1.009			
右腓肠肌内侧头	++	++	++	—						
左骨间肌	++	++	+	—						

神经传导 > 运动传导

神经	刺激部位	潜伏 ms	幅度 mV	面积 mVms	距离 mm	速度 m/s
右正中		8.083	4.069	4.893	245	52.49
左正中		8.750	8.050	13.64	265	47.46

神经传导 > 感觉传导

神经	刺激部位	潜伏 ms	幅度 uV	面积 uVms	距离 mm	速度 m/s
左正中		2.700	97.65	3.843	145	53.70

神经传导 > F反应

神经	刺激部位	最短潜 ms	最长潜 ms	平均潜 ms	游标潜 ms	出现率 %	距离 mm	速度 m/s
左正中		20.66	22.50	20.91	22.50	33%		

图 6-1　患者肌电图结果

肌电图 肌肉名称	放松/静息电位				轻收缩/平均运动单位			重收缩/干扰相		备注
	插入	纤颤	正尖	束颤	时限 ms	多相 %	波幅 mV	波型	波幅 mV	
右三角肌	+	+	+	—	9.000	0%	3.496			
左三角肌		+	+	—						
左拇指对掌肌	+	+			9.833	0%	2.612			
右指伸肌	+	+	+	—						
左指伸肌	+		+	—	11.16	100%	1.669			
右股内侧肌	++	++	++		10.16	0%	2.911			
左股内侧肌	+	+	+		18.75	50%	0.573			
右肱二头肌长头	+	+	+							
右胫骨前肌	+	+	+							
左胫骨前肌	+									
右腓肠肌内侧头	+	+	+							
左腓肠肌内侧头			+							
右骨间肌	+									
左骨间肌		+	+		9.833	0%	2.670			

神经传导＞运动传导

神经	刺激部位	潜伏 ms	幅度 mV	面积 mVms	距离 mm	速度 m/s
右尺		10.34	8.490	14.20	110	39.28
左尺		10.19	8.686	15.81	145	52.72
右桡		10.59	0.849	1.834		
左桡		10.04	2.356	1.009		
右正中		11.54	6.445	11.49	290	42.64
左正中		14.99	0.639	1.047	280	45.90
右肌皮		4.700	2.571	0.214		
右胫		17.84	0.481	0.150	380	36.89

图 6-2　患者肌电图结果

神经传导 > 感觉传导

神经	刺激部位	潜伏 ms	幅度 uV	面积 uVms	距离 mm	速度 m/s		距离 mm	速度 m/s
左胫		20.14		0.488	0.280		400		34.63
右腋		5.400		2.642	4.147				
右腓深		0.400		0.001	0.007				
左腓深		0.400		0.014	0.010				
右尺		3.100	26.89	12.11	115	37.09			
左尺		3.066	19.07	10.94	125	40.76			
右正中		3.166	30.51	16.64	145	45.78			
左正中		3.400	44.70	17.81	150	44.11			
右腓浅			44.25						
左腓浅		0.266		517.6					

神经传导 > F反应

神经	刺激部位	最短潜 ms	最长潜 ms	平均潜 ms	游标潜 ms	出现率 %	距离 mm	速度 m/s
右正中		22.50	37.50	28.50	22.50	100%		
左正中		20.66	32.25	28.00	22.50	80%		

神经传导 > H反射

神经	刺激部位	M 潜伏 ms	H 潜伏 ms	M 幅度 mV	H 幅度 mV	H/M 幅比	距离 mm	速度 m/s
右胫		0.666	35.50	0.005	0.043	7.409		
左胫		0.666	25.66	0.009	0.001	0.168		

神经传导 > 重复刺激

神经	记录部位	3Hz %	20Hz %
右正中		-14	-26
左正中		-10	-11

图 6-2（续）

肌电图 肌肉名称	放松/静息电位				轻收缩/平均运动单位			重收缩/干扰相		备注
	插入	纤颤	正尖	束颤	时限 ms	多相 %	波幅 mV	波型	波幅 mV	
左下唇方肌	+	+	+	—	13.83	0%	0.441			
左口轮匝肌	+	+	+	—	13.16	0%	0.415			
左眼轮匝肌										
左额肌	+	+	+	—	9.250	0%	2.450			

神经传导 > 运动传导

神经	刺激部位	潜伏 ms	幅度 mV	面积 mVms	距离 mm	速度 m/s
左下颌缘支面		4.833	0.629	0.136		
左颧支面		4.166	0.994	0.941		
左颞支面		0.666	0.376	17.30		

图 6-3　患者肌电图结果

肌电图 肌肉名称	放松/静息电位				轻收缩/平均运动单位			重收缩/干扰相		备注
	插入	纤颤	正尖	束颤	时限 ms	多相 %	波幅 mV	波型	波幅 mV	
右肱二头肌长头	+++	+++	+++	—						
右股内侧肌					8.833	0%	2.573			
右胫骨前肌	++	++	++	—						
右腓肠肌内侧头	++	+	++	—	12.75	50%	1.102			

神经传导 > 运动传导

神经	刺激部位	潜伏 ms	幅度 mV	面积 mVms	距离 mm	速度 m/s
右胫		13.58	1.524	1.197		
右腓深		0.666	0.003	0.024		

神经传导 > 感觉传导

神经	刺激部位	潜伏 ms	幅度 uV	面积 uVms	距离 mm	速度 m/s
右胫		0.750	9.777	252.0		

神经传导 > H反射

神经	刺激部位	M潜伏 ms	H潜伏 ms	H幅度 mV	M幅度 mV	H/M幅比	距离 mm	速度 m/s
右胫		3.750	31.00	0.157	6.897	0.022		

图6-4　患者肌电图结果

肌电图 肌肉名称	放松/静息电位				轻收缩/平均运动单位			重收缩/干扰相		备注
	插入	纤颤	正尖	束颤	时限 ms	多相 %	波幅 mV	波型	波幅 mV	
左拇指对掌肌					7.041	0%	0.985			

神经传导 > 运动传导

神经	刺激部位	潜伏 ms	幅度 mV	面积 mVms	距离 mm	速度 m/s
右尺		6.333	5.747	8.186	80	50.52
左尺		5.500	9.494	14.95	235	58.75
右正中	腕	3.000	15.15	27.87		
右正中	肘→腕	8.500	15.72	24.35	240	43.63
左正中		7.833	13.45	19.13	230	52.07

神经传导 > 感觉传导

神经	刺激部位	潜伏 ms	幅度 uV	面积 uVms	距离 mm	速度 m/s
右尺		1.950	8.200	3.891	115	58.97
左尺		1.850	11.05	30.67	115	62.16
右正中		3.300	3.592	2.142	132	40.00
左正中		3.125	6.321	5.504	130	41.60

图 6-5 患者肌电图结果

肌电图肌肉名称	放松/静息电位				轻收缩/平均运动单位			重收缩/干扰相		备注
	插入	纤颤	正尖	束颤	时限 ms	多相 %	波幅 mV	波型	波幅 mV	
左小指展肌	++	++	++	—	9.500	100%	1.653			
左尺侧腕屈肌	—	—	—	—	8.750	0%	1.899			
左拇指对掌肌	—	—	—	—	9.500	50%	1.044			
左骨间肌	++	++	++	—	10.05	0%	2.087			

神经传导 > 运动传导

神经	刺激部位	潜伏 ms	幅度 mV	面积 mVms	距离 mm	速度 m/s
左尺		8.749	5.970	9.739	85	38.63
左正中		7.200	17.08	30.99	240	57.83

神经传导 > 感觉传导

神经	刺激部位	潜伏 ms	幅度 uV	面积 uVms	距离 mm	速度 m/s
左尺		0.750	0.831	74.54		
左正中		2.675	19.65	26.71	160	59.81

图 6-6 患者肌电图结果

肌电图 肌肉名称	放松/静息电位				轻收缩/平均运动单位			重收缩/干扰相		备注
	插入	纤颤	正尖	束颤	时限 ms	多相 %	波幅 mV	波型	波幅 mV	
左胫骨前肌	—	—	—	—	8.500	100%	0.156			
右腓肠肌内侧头	—	—	—	—	10.33	100%	0.479			

神经传导 > 运动传导

神经	刺激部位	潜伏 ms	幅度 mV	面积 mVms	距离 mm	速度 m/s
左胫		11.39	8.418	18.09	360	51.42
右腓深		11.99	6.044	9.259	105	72.41
左腓深		14.04	2.865	3.329	105	58.33

神经传导 > 感觉传导

神经	刺激部位	潜伏 ms	幅度 uV	面积 uVms	距离 mm	速度 m/s
左腓浅		2.625	19.29	10.35	125	47.61

神经传导 > H 反射

神经	刺激部位	M 潜伏 ms	H 潜伏 ms	M 幅度 mV	H 幅度 mV	H/M 幅比	距离 mm	速度 m/s
左胫		4.833	27.91	1.896	0.131	0.069		

图 6-7 患者肌电图结果

肌电图

肌肉名称	插入	放松/静息电位 纤颤	放松/静息电位 正尖	束颤	轻收缩/平均运动单位 时限 ms	轻收缩/平均运动单位 多相 %	轻收缩/平均运动单位 波幅 mV	重收缩/干扰相 波型	重收缩/干扰相 波幅 mV	备注
右竖脊肌	—	—	—	—						
右股内侧肌	—	—	—	—	9.666	0%	0.662			
右股外侧肌	—	—	—	—	7.500	0%	2.193			
右胫骨前肌	—	—	—	—	9.166	0%	1.271			
右腓肠肌内侧头	—	—	—	—	10.33	0%	0.705			
右阔筋膜张肌	—	—	—	—	9.333	50%	0.363			

神经传导 > 运动传导

神经 刺激部位	潜伏 ms	幅度 mV	面积 mVms	距离 mm	速度 m/s
右股	4.750	4.779	0.000		
右胫	8.799	9.674	9.280	320	44.75
右腓深	4.400	0.173	0.490	95	57.57

神经传导 > 感觉传导

神经 刺激部位	潜伏 ms	幅度 uV	面积 uVms	距离 mm	速度 m/s
右股外侧皮	2.225	83.86	15.39	0	0
左股外侧皮	3.800	47.01	19.82	160	42.10
右腓浅	2.000	19.43	84.88	125	62.50
右腓肠	1.225	37.50	24.40	90	73.46

神经传导 > F反应

神经 刺激部位	最短潜 ms	最长潜 ms	平均潜 ms	游标潜 ms	出现率 %	距离 mm	速度 m/s
右胫	37.50	41.12	38.75	33.75	100%		

神经传导 > H反射

神经 刺激部位	M潜伏 ms	H潜伏 ms	M幅度 mV	H幅度 mV	H/M幅比	距离 mm	速度 m/s
右胫	2.500	25.00	0.613	1.790	2.918		

图 6-8 患者肌电图结果

6. **临床情景实例** 患者,男性,45 岁,左上肢无力 12 小时就诊,来诊前夜宿醉在沙发上睡眠 10 小时。体格检查:左手呈"爪形手"姿势,左侧小指及无名指尺侧半、左侧小鱼际皮肤痛觉减退,肌电图结果如图 6-6,该患者临床诊断考虑为何病?

临床思维分析:患者宿醉,沙发上睡眠,睡姿不当,导致左上肢受压,此为明确诱因,体格检查见尺神经分布区运动感觉障碍,肌电图提示左侧小指展肌神经源性改变,左侧尺神经运动传导速度减慢,感觉电位缺如,诊断考虑左侧尺神经麻痹。

7. **临床情景实例** 患者,男性,50 岁,左侧小腿前外侧麻木,左脚无力 3 天,发病前骑自行车不慎摔伤。体格检查:跨阈步态,左足背屈不能,左小腿前外侧痛觉减退,余神经系统体格检查未见异常。肌电图如图 6-7,请问该患者临床诊断考虑什么疾病?

临床思维分析:根据患者外伤史、左侧腓神经麻痹的典型临床表现,肌电图提示左侧胫前肌运动单位发放密度减少,左侧腓神经运动传导速度减慢,诊断考虑腓总神经麻痹。

8. **临床情景实例** 患者,男性,61 岁,因双下肢无力 3 天就诊,行肌电图检查时突然出现双侧小腿痉挛,请对该患者进行处置。

临床思维分析:患者发生肌痉挛,应立即停止操作,患者平卧,热敷、按摩痉挛部位肌肉,复查患者血压、脉搏,与患者交谈,减轻患者心理负担。

9. **临床情景实例** 患者,女性,60 岁,右侧大腿外侧麻木,疼痛 10 天,体格检查:右大腿外侧约 15cm×5cm 区域痛觉减退,肌电图如图 6-8,请问患者临床诊断为何?

临床思维分析:根据患者典型症状及体征,肌电图提示右侧股外侧皮神经末梢感觉未引出,诊断考虑右侧股外侧皮神经炎。

10. **临床情景实例** 患者,女性,48 岁,因双手缓慢萎缩 1 年来诊,行肌电图检查过程中突然出现头晕,请立即对该患者进行处置。

临床思维分析:患者出现头晕应立即停止操作,平卧位,测量血压脉搏,嘱患者放松,减轻患者心理负担,必要时监护吸氧,行头部 CT 或 MRI 检查。

(满玉红)

第 七 章

经颅多普勒超声检查
Transcranial Doppler (TCD)

一、适应证

1. 明确颅内外动脉狭窄或闭塞。
2. 判断脑血管痉挛发生的时间、部位和程度,判断蛛网膜下腔出血的预后。
3. 明确脑动静脉畸形的定位、供血动脉和引流静脉。
4. 脑动脉血流中微栓子的监测。
5. 颅内压增高。
6. 脑死亡。

二、禁忌证

1. 生命体征不稳定者。
2. 头部外伤需包扎,或颈椎外伤需支具固定不能暴露检查部位者。
3. 检查部位感染。

三、标准操作规程

见表 7-1。

表 7-1 经颅多普勒超声检查标准操作规程

准备	医师准备:穿工作服,戴口罩、帽子,洗手
	核对患者信息[1],如床号、姓名;嘱患者排尿并询问超声耦合剂过敏史
	测血压、脉搏
	用物准备:TCD 仪器、2MHz 和 4MHz 探头
操作过程	颅外颈部动脉检查体位:患者取平卧位,检查者坐在患者头顶后方,机器放置在检查床左侧或右侧,屏幕面向检查者
	检查者手位:检查右侧颈部时右手持探头,检查左侧颈部时左手持探头,另一只手行压迫试验和固定患者头部。大拇指和其他四指指尖握住探头,小指指尖抵住探头前端并接触皮肤

续表

操作过程	颈总动脉(common carotid artery,CCA):胸锁乳突肌内侧 CCA 搏动部位涂抹适量超声耦合剂,4MHz 探头方向朝下,先检查近端,然后调转探头朝向头部,检测 CCA 远端至颈动脉分叉处
	颈内动脉(internal carotid artery,ICA)和颈外动脉(ECA):在甲状软骨至下颌角水平,4MHz 探头方向朝上从颈动脉分叉处探测,角度向后外倾斜检查 ICA,角度向前内检查 ECA
	锁骨下动脉(subclavian artery,SubA):患者头稍向对侧扭转,暴露锁骨上窝,4MHz 探头朝下,指向心脏
	椎动脉(vertebral artery,VA):在检测到 SubA 起始段后将 4MHz 探头稍向内上提起,探头在皮肤上的位置不变,可检测到 VA 起始部。将 4MHz 探头置于乳突尖端下或后方,可检测到血流方向背离或朝向探头的 VA 寰枢段
	颅内动脉检查体位:卧位及坐位均可
	颞窗位置:颧弓上方眼眶外缘与耳翼之间的区域
	大脑中动脉(middle cerebral artery,MCA):涂适量超声耦合剂于颞窗,手持 2MHz 探头水平置于颞窗,方向指向对侧,探头上稍施加压力,深度 40~65mm 内血流方向朝向探头的血管即为 MCA
	大脑前动脉(anterior cerebral artery,ACA):检查 MCA 时,深度达 55~75mm 出现与 MCA 方向相反的血流信号,将 2MHz 探头角度稍向前上方倾斜,即为 ACA-A$_1$ 段;压迫同侧 CCA 后血流速度下降甚至反向可证实为同侧 ACA
	大脑后动脉(posterior cerebral artery,PCA):检测完 ACA 后将 2MHz 探头角度明显向后上方倾斜,于深度 55~75mm 处即可检测到 PCA 的 P$_1$ 段和 P$_2$ 段;闭眼时 PCA 血流速度下降,睁眼时血流速度增高
	眼动脉(ophthalmic artery,OA):平卧位,患者合上双眼,涂少量超声耦合剂于闭合的上睑,在其上垂直放置 2MHz 探头,深度 35~65mm 处可检测到 OA
	基底动脉(VA):侧卧位或坐位均可,头颈部放松稍向前屈,2MHz 探头置于枕骨隆突下旁开两指处,探头方向朝前,深度 50~80mm 范围内,可检测到血流方向背离探头的 VA
	操作过程注意观察患者生命体征,如有头晕、面色苍白、大汗、恍惚、心动过速等症状出现,即发生晕厥[2]时应立即停止操作,操作过程中经常询问患者的感受
	操作完成后为患者擦去超声耦合剂,嘱患者缓慢起身或坐起
	打印报告结果,感谢患者配合

疑点导航:

1. ①蛛网膜下腔出血及脑血管痉挛的监测:一般监测 2 周左右,且以 MCA 的 M1 段进行床旁监测。②脑血流微栓子监测则需要配有专门的监测软件、监护探头和监护头架。使用时患者将监护头架戴在头部,监护探头固定在头架上患者的双侧颞窗,寻找到清晰的血流信号后用螺母将探头固定,设定好各项参数,开始监测。③颅内压增高及脑死亡监测目前开展较少。

2. 晕厥　多为操作相关的反射性晕厥,如操作不当压迫颈动脉窦,形成颈动脉窦性晕厥;检查时间过长,由平卧位变坐位和站位时出现直立性低血压性晕厥。其他原因如心源性和脑源性晕厥、低血糖、严重贫血则与患者自身基础疾病相关。

四、常见并发症及处理

晕厥

(1) 停止操作,平卧,同时分析查找晕厥的原因并予对应处置。

(2) 开放静脉通道,心电监护,吸氧(采用常规湿化,氧流量调节为 2~4L/min)。

(3) 向患者家属交代病情,处理完后常规复查患者血压、脉搏。

五、临床情景实例与临床思维分析

1. 临床情景实例

(1) 患者,男性,65 岁,因左侧肢体麻木 3 天来诊,否认糖尿病、高血压及心脏病史。行 TCD 检查过程中患者突然出现晕厥,请对该患者进行处理。

(2) 患者 TCD 结果见书末彩图 7-1,请对该 TCD 结果给出诊断,进一步应做何种辅助检查?

临床思维分析:①出现晕厥应立即停止操作,平卧位,心电监护及吸氧,开放静脉通路,分析晕厥的原因并向患者家属交代病情;②TCD 图片提示右侧颈内动脉狭窄,应进一步行头颈部 CTA 或 DSA 检查。

2. 临床情景实例　患者,女性,55 岁,头晕伴恶心呕吐 5 天来就诊,既往健康,头部及颈椎 MRI 平扫未见异常,TCD 结果见书末彩图 7-2,请给出 TCD 诊断。

临床思维分析:头部及颈椎 MRI 平扫正常,排除脑梗死和颈椎病引起的头晕,TCD 结果为大脑后动脉狭窄。

3. 临床情景实例　患者,女性,26 岁,间歇性搏动性头痛 3 个月,伴畏光畏声,无头晕、视物模糊,无恶心呕吐,每次持续时间 4~6 小时,每月发作 6~8

次,作为神经内科接诊医生,临床诊断首先考虑何种疾病?请行相关辅助检查。

临床思维分析:患者临床症状符合偏头痛诊断,应常规行头部 CT、TCD 检查。

4. **临床情景实例**　患者,男性,68 岁,言语不清伴右侧肢体活动不灵 3 小时入院。头部 CT 平扫未见异常。1 个月前行 TCD 结果见书末彩图 7-3,请结合 TCD 结果给出相应的诊断。患者下一步应行何种辅助检查?

临床思维分析:①TCD 结果提示左侧大脑中动脉狭窄;②应尽快行头部 MRI 平扫 + 弥散,DSA 或 CTA 检查。若 MRI 平扫 + 弥散提示新发病灶则为脑梗死,若无新发病灶则为短暂性脑缺血发作。

5. **临床情景实例**　患者,女,73 岁,间断头晕伴走路不稳 20 天,共发作 3 次,每次持续 5~10 分钟后完全恢复正常,既往糖尿病高血压病史 10 年,否认偏头痛病史。行头部 MRI 平扫示腔隙性脑梗死,DWI 未见高信号,脑电图正常,TCD 结果见书末彩图 7-4,该患者最可能的临床诊断是什么?下一步行哪项辅助检查?

临床思维分析:①根据症状的发作性,既往脑血管病高危病史,头部 MRI 排除新发脑梗死,脑电图正常排除癫痫发作,可考虑椎基底动脉系统短暂性脑缺血发作;②TCD 提示椎动脉狭窄,应进一步行 DSA 或 CTA 检查。

(满玉红　周成芳)

第 八 章

颈部血管超声检查
Cervical Vascular Ultrasonic Examination

一、适应证

1. 正常人群或脑血管病高危人群(高血压、糖尿病、高脂血症等)的筛查。

2. 脑卒中、短暂性脑缺血发作(TIA)、可逆性神经功能缺陷(RIND)、黑矇等神经系统症状的患者进行评价。

3. 无症状性颈部血管杂音、伴有心脏杂音或拟行心血管手术患者进行评价。

4. 实施颈动脉内膜剥脱术患者进行术前、术中、术后的评价及随访。

5. 实施颈部动脉、脑血管病变手术或介入治疗的患者进行评价及随访。

6. 不能接受脑血管造影(DSA)的患者,颈动脉超声检查是首选方法。

7. 颈部搏动性肿块、怀疑或确定颈部血管疾病,如颈动脉狭窄患者进行评价及随访。

二、禁忌证

1. 重症脑血管病、不合作患者及不能耐受检查者。

2. 颈部术后伤口敷料等影响超声检测。

三、标准操作规程

见表8-1。

表8-1 颈部血管超声检查标准操作规程

<table>
<tr><td rowspan="5">准备</td><td>医师准备</td><td>穿工作服,戴口罩、帽子,洗手</td></tr>
<tr><td>核对检查申请单</td><td>患者科室、床号、姓名、年龄、检查项目等信息</td></tr>
<tr><td>了解病史</td><td>检查前应询问病史[1],与患者沟通并交代检查时需如何配合</td></tr>
<tr><td>仪器准备</td><td>彩色多普勒超声仪[2]常规采用5~10MHz线阵探头。部分患者颈动脉分叉位置高、血管位置较深、体型肥胖或颈部短粗,必要时可用3.5~5MHz凸阵探头或5~8MHz小凸阵探头或2~3.5MHz扇形(相控阵)探头</td></tr>
</table>

操作过程	体位	患者取平卧位
	颈总动脉、颈内动脉、颈外动脉的超声检查	① 采用灰阶显像方式先以横切面再以纵切面,右侧自无名动脉分叉处、左侧从主动脉弓起始处开始,连续观察颈总动脉(近、中、远段)、颈内外动脉分叉处、颈内动脉(近、中、远段)、颈外动脉主干及分支 ② 观察颈总动脉、颈动脉球部、颈内动脉近段血管壁的三层结构,包括内膜、中膜、外膜,测量内 - 中膜厚度(IMT) ③ 纵切面分别在颈内、外动脉水平上下方1~1.5cm 范围内测量颈总动脉远段(分叉下方)、颈总动脉球部(分叉部)、颈内动脉近段(分叉上方)直径、动脉内 - 中膜厚度(IMT);观察有无动脉硬化及斑块[3] ④ 采用彩色多普勒血流显像(CDFI)观察上述动脉的血流充盈状态[4]、血流参数的测定
	椎动脉的超声检查步骤	① 椎动脉的检测应包括颈段(V_1 段)、椎间段(V_2 段)、枕段(V_3 段),观察椎动脉的灰阶图像,测量 V_1 段(特别是开口处)、V_2 段(C_2~C_6)血管直径 ② 以 CDFI 或能量多普勒显像观察椎动脉从 V_1~V_3 全程血流充盈状态及走行 ③ 以脉冲多普勒超声检测 V_1、V_2、V_3 血流频谱及测量 V_1、V_2 的峰值及舒张末期流速
	锁骨下动脉的超声检查步骤	① 以灰阶显像从无名动脉上行或从颈总动脉下行观察左、右侧锁骨下动脉血管结构,测量相关血管内径 ② 以 CDFI 观察锁骨下动脉血流充盈情况 ③ 以脉冲多普勒超声检测锁骨下动脉的血流频谱,测量收缩期峰值及舒张末期血流速度,血管狭窄时要注意鉴别狭窄的位置与椎动脉开口水平的关系
	存图	存储动脉病变部位的灰阶、彩色多普勒、频谱多普勒图像
	常规颈动脉超声检查报告内容	① 双侧颈总动脉、球部、颈内动脉近段、椎动脉、锁骨下动脉的管径、内 - 中膜及斑块的位置、大小、形态、回声特征等 ② 上述检测动脉各部位血流参数检测结果分析
	结果	与患者及临床医生沟通检查报告

疑点导航:

1. 询问病史　如患者有无神经系统症状、脑缺血及颈动脉疾病的相关临床症状、颈动脉支架或内膜剥脱术病史以及既往相关的影像学检查资料。

2. 注意仪器的调节,包括聚焦、灰阶及彩色多普勒增益、脉冲重复频率、滤波等。多普勒超声检测血流速度时一定要注意声束与血流之间的角度≤60°。

3. IMT 及斑块的界定　颈动脉内 - 中膜厚度≥1.0mm 为内膜增厚,局限性内 - 中膜厚度≥1.5mm 定义为斑块;斑块回声分为低回声、高回声及混合回声;斑块性质分为软斑、硬斑、混合斑块、活动性斑块等。

4. 对于重度狭窄或可疑闭塞的血管病变,可采用能量多普勒超声检测微弱血流信号。

四、常见并发症及处理

一般颈部血管超声检查不会引起损伤和并发症。

五、临床情景实例与临床思维分析

1. 临床情景实例

(1) 患者,男性,56 岁,有慢性肾炎、尿毒症史近 10 年,昨日行右侧颈内静脉置管术,未成功,术后发现右侧颈部一质软包块。请尽快明确患者诊断。

(2) 超声检查见书末彩图 8-1,超声表现为右侧颈总动脉旁可见一包裹性液暗区,并可见一束状血流自颈总动脉进入液暗区内,考虑颈动脉假性动脉瘤。

临床思维分析: 该患者行颈内静脉置管术未成功并出现一包块,应怀疑血肿或假性动脉瘤,而颈部血管彩超对此敏感性和特异性高,故行颈部血管彩超。

2. 临床情景实例

(1) 患者,女性,56 岁,发现右侧颈部肿胀 10 天就诊。既往有鼻咽癌病史,半月前因行化疗右颈内静脉 PICC 置管。请选择合适的检查明确诊断。

(2) 超声检查如图 8-2,超声可见右侧颈内静脉大片状低弱回声,管腔不能压闭,请根据超声结果给出诊断。

临床思维分析: 该患者有鼻咽癌病史,且半月前行右侧颈内静脉 PICC 置管,置管后 5 天出现颈部肿胀,考虑置管处血管损伤出血或静脉血栓形成的可能,需完善颈部静脉血管检查,可选择颈部 CTV、MRV、颈部血管彩超以及经颅多普勒超声检查。结合患者病史、症状及超声检查结果诊断考虑右侧颈内静脉血栓形成。

3. 临床情景实例

(1) 患者,男性,70 岁,间断头晕、头痛 2 月就诊。既往有高血压、糖尿病病史。体格检查:血压 100/50mmHg,神志清楚,无神经系统阳性体征,心肺腹

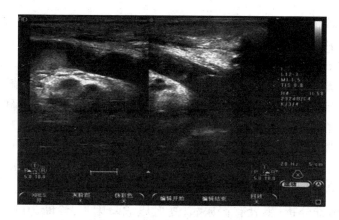

图 8-2　患者颈部血管超声检查图

（一）。患者入院前血压波动明显,最高 200/100mmHg,最低血压为 90/50mmHg。头 MRI 平扫 +DWI 提示多发性腔隙性脑梗死,但无新发病灶,头 MRA 未见明显异常。患者血肌酐 400μmmol/L。为明确颈部血管情况请选择合适的检查。

（2）行颈动脉超声检查,见书末彩图 8-3。超声征象为右侧多发斑块,颈动脉分叉处斑块表面有明显的溃疡,内有低回声的血栓形成,表面有活动性团块,随血流飘动;考虑斑块出血并活动血栓形成。

临床思维分析:患者高龄,有颈动脉斑块形成的高危因素(有高血压、糖尿病病史),结合症状体征及头 MRI 和 MRA 检查结果考虑血管因素所致头晕、头痛。需进一步完善颈部血管检查。考虑到患者肾功能不全,不宜行 CTA、MRA 或 DSA 检查,故首选无创的颈部血管彩超检查。

4. 临床情景实例

（1）患者,男性,69 岁,头晕半年,近两个月发现左侧上肢脉搏微弱,测量血压时左侧测不到,右侧血压正常 120/80mmHg。

（2）行颈部血管超声检查,见书末彩图 8-4。超声征象示右椎动脉管腔及血流大致正常,左侧椎动脉椎间段管腔及内径未见明显异常,血流呈逆流,考虑左锁骨下动脉盗血综合征,建议行双侧锁骨下动脉及上肢深动脉检查。

临床思维分析:头晕患者,双侧上肢血压不对称,需排除血管病变,故行颈部血管彩超。

5. 临床情景实例

（1）患者,女性,14 岁,头晕查因。

（2）颈动脉超声检查,见书末彩图 8-5。超声征象示颈总动脉壁全层明显增厚,血流信号呈细线状,考虑多发性大动脉炎。

　　临床思维分析:年轻女性头晕,需排除常见的原发性免疫性慢性炎症性动脉疾病,其中以多发性大动炎常见。故行颈部血管彩超。

　　6. 临床情景实例

　　(1) 患者,男性,60 岁,突发右侧肢体无力 2 天入院,既往有糖尿病、高血压病史,诊断为脑梗死。为了解患者颈部血管是否存在动脉粥样硬化及斑块请选择合适的检查。

　　(2) 行颈动脉超声检查,见书末彩图 8-6,超声所见一侧颈总动脉分叉处后壁可见一不规则稍高回声光团,凸向管腔,大小约 3.3mm×5.2mm,IMT 约 1.0mm。考虑颈总动脉硬化并硬斑形成。

　　临床思维分析:患者有糖尿病、高血压危险因素,诊断为脑梗死,根据 TOAST 分型考虑为大动脉粥样硬化型,进一步评估颈部血管情况首选颈部血管彩超检查,判断有无斑块血栓等情况。

(陈 艳　徐忠信)

第 九 章

肌肉活检术
Muscle Biopsy

一、适应证

1. 肌肉疾病的诊断与鉴别诊断,如炎症性疾病包括多发性肌炎、皮肌炎等,肌营养不良,先天性肌病,代谢性肌病如脂质沉积病、糖原累积病、线粒体肌病、Lafora病、蜡样脂褐素沉积症等。

2. 鉴别神经源与肌源性损害,如进行性肌营养不良与脊髓性肌萎缩的鉴别。

3. 确定系统性疾病(如内分泌性疾病等)伴有肌无力者是否有肌肉组织受累、肌肉间质有无血管炎症或异常物质沉积等。

4. 分析遗传性神经肌肉疾病肌肉病理改变,判断疾病的发展和严重程度。

二、禁忌证

1. 活检部位有感染者,应暂缓检查。

2. 出血倾向或凝血功能障碍者。

3. 无法耐受麻醉或手术者。

三、标准操作规程

见表9-1。

表9-1　开放式肌肉(肱二头肌)活检术标准操作规程

准备	医师准备:穿工作服,戴口罩、帽子,洗手
	核对患者信息,如床号、姓名;嘱患者排尿并询问麻醉药物过敏史
	完善血常规、凝血功能、血糖检查,测量生命体征,检查活检部位皮肤肌肉情况
	充分交代病情,介绍开放式肌肉活检[1]病理诊断的方法、意义及并发症,征得患者或(和)家属知情同意并签署知情同意书
	取得患者配合,必要时予以适当镇静[2]

续表

准备	用物准备:活检包,无菌生理盐水,络合碘,1#和4#缝线,无菌棉球,无菌纱布,无菌医用手套,胶布,5ml注射器,2%利多卡因注射液,戊二醛固定液、异戊烷[3],液氮,黄芪树胶,一次性软木塞,烧杯
操作过程	选择活检部位[4],充分暴露活检部位皮肤
	体位:仰卧位[5]
	嘱患者用力收缩肌肉,选取肌腹明显的部位做好标记
	取活检手术包,检查包的有效期,打开包的外3/4
	持物钳打开活检手术包外层剩余1/4和内层,根据需要添加无菌纱布、棉球等
	洗手,戴无菌手套
	清点器械,安装手术刀片
	手术部位消毒:以活检部位为圆心,由内向外消毒15cm以上,消毒3次,消毒不留空隙,每次范围略小于前一次
	铺无菌孔巾
	核对麻醉药物,开启后抽吸备用
	手术部位皮下局部浸润麻醉,避免浸润至肌肉组织[6]
	麻醉过程注意观察并询问患者感受,注意麻醉药物过敏情况[7],测试手术范围麻醉效果
	在标记处沿肌纤维行走方向切开皮肤2~3cm,钝性分离皮下组织,充分暴露肌外膜
	切开肌外膜,显露肌肉
	用小弯钳插入肌肉内并沿肌纤维行走方向充分分离直径约5mm,长度约1cm的肌束,确定无大血管、神经后,将分离肌束两端用缝线分别结扎并轻提起,在缝线外侧用剪刀沿肌纤维行走垂直方向剪断肌束[8]
	用生理盐水浸湿的纱布包裹肌肉标本[9]
	彻底止血[10]
	用4#线圆针缝合肌肉,三角针1#丝线逐层缝合筋膜、皮下组织和皮肤
	络合碘消毒切口周围5~7cm,无菌纱布覆盖,脱手套,胶布固定
	术中术后注意观察患者生命体征
	整理衣服,垃圾分类处理
	送检[11]
	术后嘱患者注意休息,注意定期换药[12]

疑点导航：

1. 肌肉活检方法有开放式和细针穿刺式两种方法。开放式肌肉活检术是目前国内广泛使用的肌肉活检方法，优点是成功率接近100%，取材量大，能满足临床病理、免疫组化等检查的需要；缺点是损伤较大，遗留较大疤痕。细针穿刺式肌肉活检缺点是成功率不及开放式，而且取材量较小；优点为损伤微小，安全性更高，不留疤痕。目前国内大多数医院仍采取开放式肌肉活检术。

2. 年龄小于6个月的婴儿、10岁以上儿童和成人通常不用镇静剂而直接进行活检操作。6个月到10岁的儿童中，体重小于15kg需镇静时常用水合氯醛（80mg/kg，最大剂量1000mg），体重大于15kg时用水合氯醛不易镇静，偶尔还会出现兴奋现象，可口服地西泮（0.2~0.4mg/kg，最大剂量10mg）。镇静剂45分钟内未起效者在监测血氧饱和度、备好氟马西尼（10mg/kg）和抢救措施的条件下使用鼻内或口服咪达唑仑0.1mg/kg（最大剂量10mg）。

3. 异戊烷（2-Methylbutane）又称2-甲基丁烷，化学式为C_5H_{12}，无色透明的易挥发液体，有令人愉快的芳香气味，极易燃，其蒸气与空气可形成爆炸性混合物，遇明火、高热极易燃烧爆炸。使用时注意安全。

4. 活检部位选择原则：①选择的肌群肌肉丰富、皮下脂肪少、解剖结构清晰、神经血管分布较少且较小切口可取得肌肉标本的肌群，如肱二头肌、股四头肌或腓肠肌等；②肌肉活检的部位取决于肌无力的分布情况，无力肌肉分布在近端时选择中度受累的近端肌肉，如腿部的股四头肌和上肢的肱二头肌，或三角肌；③肌无力主要在肢体远端时，主要选择更远端的肌肉做活检；④受累非常轻的肌肉由于没有表现出足够改变不利于诊断，因此不选择；⑤急性疾病应选择较严重受累的肌肉部位；⑥慢性肌肉疾病严重受累的大部分肌肉组织被脂肪和结缔组织代替，免疫组化染色时缺少完整的肌肉细胞，不能充分反映疾病的病理特点，难以明确诊断，应选择中度无力的肌肉作为活检部位；⑦任何形式的针刺、手术、外伤或药物注射都可能造成肌肉改变，因此，应避开有外伤、手术、注射药物、实施肌电图时扎针部位或深部疤痕部位，以免影响观察肌肉病理变化；⑧避免运动性损伤、废用肌肉及关节挛缩产生的任何影响的部位取材；⑨避免取材局部有感染灶，防止感染灶的蔓延；⑩必要时可选择超声或肌肉磁共振进行检查前评估定位。

5. 不同活检部位采取不同体位，原则为选择患者舒适且手术操作方便体位，如肱二头肌活检可选择仰卧位，股四头肌活检可选择仰卧位或坐位，腓肠肌活检可选择俯卧位。

6. 局麻时浸润至肌肉组织可能影响活检病理结果，操作时可用手指捏起手术部位皮肤固定后行浸润麻醉。

7. 利多卡因过敏反应极为少见,对药物应用所致过敏性休克应以预防为主,术前详细询问药物过敏史、用药史及家族史。过敏的主要表现多为皮肤瘙痒、全身或局部皮肤出现红色荨麻疹、局部红斑或水疱等,严重时出现头晕、脸色苍白、大汗淋漓、恶心呕吐、四肢冰冷、口及手指末端发绀、意识丧失、血压下降等休克表现,以及胸闷、心悸、呼吸困难,甚至呼吸心搏骤停。处理详见过敏并发症处理原则。

8. 取肌肉标本时动作应轻柔,避免钳夹肌肉。

9. 保持标本一定的湿润度,样品直接暴露在空气中很容易干燥,纱布水分过多容易肌肉膨胀,均影响制片和诊断。

10. 应熟悉局部解剖结构,术中应做到解剖层次分明,操作轻柔准确,止血彻底,止血不彻底可在术后形成局部血肿。

11. 根据送检要求快速处理标本及时送检。将肌肉标本从中切取 1/2,放入戊二醛固定液中为备电镜检查。将其余部分标本用黄芪树胶垂直固定于软木塞上,然后将盛有异戊烷的烧杯放入液氮中预冷,待异戊烷析出结晶呈固态与液态并存时将标本迅速放入,均匀晃动标本,使组织充分冷却冻结,2~3 分钟后将肌肉标本移入液氮中冷冻。

12. 肌肉活检是清洁切口,术后首次换药为 24 小时内,以后每 2~3 天换药 1 次;如手术切口敷料有血液、分泌物浸湿,或者有敷料脱落等异常情况需及时换药。一般术后 14 天拆线。

四、常见并发症及处理

1. 过敏反应

(1) 立即停止给药。

(2) 吸氧,监测生命体征,保持呼吸道通畅,必要时可予以气管插管或气管切开避免窒息。

(3) 若出现有皮疹、瘙痒等症状但生命体征平稳,应用抗组胺类药物、钙剂或地塞米松治疗。

(4) 若出现过敏性休克应立即皮下注射 0.1% 盐酸肾上腺素 0.5~1ml,小儿酌减,建立静脉通道,迅速补充血容量。

(5) 呼吸心搏骤停者,应立即进行心肺复苏。

2. 切口感染

(1) 切口感染与无菌技术操作不严格或局部渗血、渗液等因素有关,应严格遵守无菌操作。

(2) 术后 2~3 天若出现切口疼痛、体温升高,应及时检查切口情况,局部有红、肿、热、痛,可以局部热敷或给予抗生素,必要时拆线排脓。

(3) 切口通常是 3 天检查伤口并更换敷料,如有渗血、渗液则及时更换敷料。

(4) 术后 2 周根据伤口愈合情况予以拆线。

3. 切口周围皮肤肿胀

(1) 避免包扎过紧,会引起血循环障碍、静脉回流不足造成周围皮肤肿胀。

(2) 如炎症引起的皮肤肿胀应服用消炎药,加强换药。

(3) 如缝合过紧引起的肿胀,应重新缝合。

(4) 对切口周围会出现的较小血肿,一般可不予以特殊处理,加强换药即可。

4. 切口渗血 采取及时更换敷料,压迫局部,局部或静脉给予止血药处理。术前应该常规做凝血和血常规检查,如有异常待指标正常后再做活检,可以减少渗血的发生,减轻患者的痛苦。

5. 血肿形成

(1) 凝血功能和血小板异常时可发生伤口局部血肿,如有凝血功能或血小板异常时应针对病因处理及时纠正。

(2) 手术结扎止血不彻底可形成局部血肿,为避免发生应在缝合切口前检查有无活动性出血。

(3) 出现的较小血肿,一般可不予以特殊处理。

(4) 对较大量的出血血肿,需拆开缝线仔细检查伤口,进行彻底止血。

(5) 有休克表现者,应注意纠正休克。

五、临床情景实例和临床思维分析

1. 临床情景实例 患者,女性,75 岁,四肢无力 3 年入院。血清肌酸激酶(CK)轻度增高;肌肉 MRI 提示双侧大腿肌群脂肪增生明显,肌电图检查提示肌源性损害,目前诊断定位在肌肉疾病,定性不明,为明确诊断下一步需行哪项检查?

临床思维分析:患者定位诊断为肌肉疾病,定性不明,明确诊断最适合的检查是肌肉活检术。患者病程长,双侧大腿肌群被脂肪组织替代,行活检标本免疫组化染色时缺少完整的肌细胞,不能反映疾病的病理特点,需选择肱二头肌、三角肌或腓肠肌等部位行肌肉活检。

2. 临床情景实例 患者,女性,12 岁,双下肢无力 1 年入院。行肌肉活检手术,在局部麻醉后,突然出现脸色苍白、出冷汗、呼吸困难,请紧急处理。

临床思维分析:应考虑麻醉药过敏反应,应立即停止操作,监测生命体征,吸氧,予以抗过敏和补液、抗休克治疗,必要时气道管理避免窒息。

3. 临床情景实例 患者,男性,16 岁,四肢无力 2 年入院。行肌肉活检术后 5 天仍有伤口疼痛,请考虑可能情况及予以相关处理。

临床思维分析:切口处疼痛的原因分析及处理,应明确伤口愈合情况,有无伤口感染、切口周围肿胀以及其他引起疼痛的原因,并按其原因进行相应处理。

4. **临床情景实例** 患者,女性,32 岁,四肢肌肉无力、疼痛 1 年余入院。体格检查:双上肢肌力 4 级,双下肢肌力 3 级,双小腿肌肉肌容积缩小。结合患者病例特点及辅助检查,考虑皮肌炎可能,下一步需完善肌肉活检术,请选择最佳活检部位。

临床思维分析:皮肌炎损害近端肌肉为主,且患者双小腿肌肉肌萎缩,故此患者肌肉活检时最好选择股四头肌、三角肌近端肌肉。

5. **临床情景实例** 患者,女性,20 岁,双下肢无力 1 年入院。检查结果:血清肌酸激酶较正常参考值增高 2 倍,肌电图检查未见明显异常。其妹妹 18 岁,1 月前也出现类似表现。为鉴别神经源与肌源性损害,请完善下一步检查。

临床思维分析:患者肌酶增高且肌电图未见失神经电位,考虑肌肉疾病可能,行神经活检意义不大,为鉴别神经源与肌源性损害最佳选择为肌肉活检术。

6. **临床情景实例**

(1) 患者,男性,7 岁,运动发育迟缓 6 年入院。家族中其父系家族中有类似家族史。体格检查:Gower 征(+),关节挛缩、足下垂、脊柱侧弯,上肢肌肉萎缩,大腿及骨盆带肌萎缩,腓肠肌肥大。血清肌酶显著升高,肌电图呈肌源性改变。请尽快明确患者诊断。

(2) 病理切片表现为肌纤维变性、坏死,可见不透明纤维和肌纤维再生,可见肌纤维肥大,间质中结缔组织和脂肪组织增生,提示为肌营养不良或肌源性改变的特征,需要明确疾病分型需进一步行哪些检查?

临床思维分析:肌肉活检检查有助肌肉疾病的诊断及鉴别诊断。患者为 7 岁儿童,如需镇静,根据其体重小于 15kg 需镇静时常用水合氯醛(80mg/kg,最大剂量 1000mg),体重大于 15kg 时可口服地西泮(0.2~0.4mg/kg,最大剂量 10mg)。根据患儿典型的病史特征、Gower 征、阳性家族史、肌肉萎缩分布特点及相关实验室检查,诊断考虑进行性肌营养不良可能。结合肌肉活检结果考虑假肥大型肌营养不良。进一步确诊或具体分型需要用抗肌萎缩蛋白的特异性抗体进行肌肉组织免疫组化染色以及基因检测。

7. **临床情景实例**

(1) 患者,男性,55 岁,进行性四肢无力 1 年入院,体格检查:发育正常,脑神经(−),四肢肌张力低,四肢近端肌力 4 级、远端 3 级,双下肢股四头肌、胫前肌、腓肠肌萎缩,以远端明显。肌肉无压痛和肌束颤,深浅感觉正常,腱反射

（+），双侧病理征（−）。实验室结果提示血清肌酸激酶（CK）、CK同工酶、乳酸脱氢酶均增高。肌电图提示肌源性损害。曾予以"激素"治疗无效。请尽快明确患者诊断。

（2）肌肉活检结果：光镜下可见到肌纤维大小不等、炎症反应和镶边空疱，电镜下可见到核内细丝包涵体。请给出患者诊断。

临床思维分析：患者定位诊断考虑肌源性疾病，定性诊断不明，肌肉活检有助于明确诊断。患者年龄大于50岁，肌肉症状为进行性，不累及呼吸肌和心肌，血清CK轻度或中度增高，类固醇激素治疗无效，电镜下见细丝包涵体，故诊断考虑为包涵体肌炎。

（袁　梅　马明明）

第 十 章	# 周围神经活检术 Peripheral Nerve Biopsy

一、适应证

1. 各种原因所致的周围神经疾病。

2. 可帮助确诊某些具有特征性病理改变的疾病,如异染性脑白质营养不良、肾上腺脑白质营养不良和 krabbe 病等。

二、禁忌证

1. 活检部位有感染者,或者全身性严重感染。

2. 出血倾向或严重凝血功能障碍者。

3. 无法耐受麻醉或手术者。

三、标准操作规程

见表 10-1。

表 10-1　周围神经(腓肠神经)活检术标准操作规程

准备	医师准备:穿工作服、戴口罩、帽子、洗手
	核对患者信息,如床号、姓名;嘱患者排尿并询问麻醉药物过敏史;手术备皮
	完善血常规、凝血功能、血糖检查,测量生命体征,检查活检部位皮肤情况
	充分交代病情,介绍神经活检病理诊断的方法、意义及可能出现的并发症,患者或(和)家属知情同意并签署知情同意书
	取得患者配合,必要时予以适当镇静[1]
	用物准备:活检包,无菌生理盐水,络合碘,1# 缝线,无菌棉球,无菌纱布,无菌医用手套,胶布,5ml 注射器,2% 利多卡因注射液,戊二醛固定液,异戊烷,液氮,黄芪树胶,一次性软木塞,烧杯
操作过程	选择活检部位[2],充分暴露活检部位皮肤
	体位:患者取俯卧位或侧卧位[3]
	以外踝和跟腱连线中点做一条垂线,用记号笔在垂线交点上端 2cm 处做一长度为 3cm 纵向切口标记

操作过程	取活检手术包,检查包的有效期,打开包的外 3/4
	持物钳打开活检手术包外层剩余 1/4 和内层,根据需要添加无菌纱布、棉球等
	洗手,戴无菌手套
	清点器械,安装手术刀片
	手术部位消毒:消毒范围为手术侧膝关节以下的小腿和足部皮肤,以络合碘消毒 3 遍
	铺无菌孔巾
	核对麻醉药物,开启后抽吸备用
	手术部位皮下局部浸润麻醉
	麻醉过程注意观察病情并询问患者感受,注意麻醉药物过敏情况,测试手术范围麻醉效果
	沿切口线纵向切开长约 3cm 皮肤,分离皮下脂肪,用小拉钩充分暴露切口区域视野,根据小隐静脉位置确定腓肠神经
	用弯止血钳小心并充分分离腓肠神经及周围组织,在腓肠神经近心端注射 0.1~0.2ml 利多卡因 [4],检查足趾功能和足背皮肤痛觉 [5]
	用 1# 缝线在已分离好的腓肠神经上下端穿过做牵引 [6]
	剪取神经约 2cm,注意避开踝部支持韧带
	用生理盐水浸湿的纱布包裹神经标本
	彻底止血 [7]
	三角针 1# 丝线逐层缝合筋膜、皮下组织和皮肤
	络合碘消毒切口周围 5~7cm,酒精纱布覆盖切口
	无菌纱布覆盖,擦干敷料周围皮肤,绷带包扎
	术中术后注意观察患者生命体征
	整理衣服,垃圾分类处理
	取材送检
	术后嘱患者注意休息,定期换药 [8] 注意伤口有无出血、感染、疼痛、足部感觉异常、切口裂开等情况,定期换药,14 天拆线

疑点导航:

1. 年龄小于 6 个月的婴儿、10 岁以上儿童和成人通常不用镇静剂而直接进行活检操作。6 个月到 10 岁的儿童中,体重小于 15kg 需镇静时常用水合氯醛(80mg/kg,最大剂量 1000mg),体重大于 15kg 时用水合氯醛不易镇静,偶尔还会出现兴奋现象,可口服地西泮(0.2mg/kg~0.4mg/kg,最大剂量 10mg)。镇静剂 45 分钟内未起效者在监测血氧饱和度、备好氟马西尼(10mg/kg)和抢救措施的条件下使用鼻内或口服咪达唑仑 0.1mg/kg(最大剂量 10mg)。

2. 周围神经活检最常用的选材部位是腓肠神经,因为该神经走行表浅、易于寻找和分离,术后后遗症轻微(仅出现足背外侧皮肤麻木或感觉丧失)。腓肠神经活检也有局限性,因为腓肠神经为纯感觉神经,对于运动神经损害为主的神经病变,腓肠神经活检不能全面反映神经病理的变化及程度,需要做尺神经活检。

3. 侧卧体位时,非活检手术侧下肢髋关节和膝关节屈曲,位于下方,活检手术侧下肢膝关节屈曲 90°位于非手术侧下肢上方。

4. 用于减轻分离神经时的疼痛。

5. 如足背外侧痛觉消失,表明该神经为腓肠神经。

6. 注意保护神经及伴行的血管,不要钳夹神经。

7. 术前应熟悉局部解剖结构,术中应做到解剖层次分明,操作轻柔准确,止血彻底,止血不彻底可在术后形成局部血肿。

8. 周围神经活检是清洁切口,术后首次换药为 24 小时内,以后每 2~3 天换药 1 次;如手术切口敷料有血液、分泌物浸湿,或者有敷料脱落等异常情况需及时换药。注意伤口有无出血、感染、疼痛、足部感觉异常、切口裂开等情况。3 天内尽量少活动,术后 14 天拆线。

四、常见并发症及处理

参照第九章肌肉活检术并发症。

五、临床情景实例与临床思维分析

1. 临床情景实例　患者,女性,50 岁,双下肢麻木 1 年入院,肌电图提示神经源性改变,目前诊断考虑周围神经疾病,请明确患者神经病变类型及损害程度。

临床思维分析:神经活检术是明确周围神经病的损伤类型及损害程度最好方法。

2. 临床情景实例　患者,男性,53 岁,双下肢及背部疼痛 5 月入院。体格检查:左足第一脚趾皮肤损害提示血管炎性损害。C 反应蛋白和嗜酸性粒细胞数目轻度增高,ANA 为 1:160(增高)。肌电图提示神经源性损害。胸腰椎MRI 检查正常。请尽快明确患者诊断。

临床思维分析:患者存在血管炎性疾病,且肌电图提示有周围神经损害,考虑为血管炎性周围神经病,但需排除肿瘤、淀粉样变性等其他原因所致周围神经损害,需进一步完善神经活检检查。

3. 临床情景实例

(1) 患者,男性,65 岁,双下肢疼痛、感觉异常、乏力半年入院。既往有糖尿病 10 余年,口服降糖药控制血糖。体格检查:双下肢轻度肌萎缩,感觉减退,跟腱反射、膝腱反射减弱,震动觉减弱,位置觉减弱,深感觉减退。辅助检查:空腹血糖 9.6mmol/L;糖化血红蛋白 7.6%;尿微量蛋白 +;肝肾功能正常;神经电生理检查:神经传导速度减慢和末端运动潜伏期延长,提示周围神经脱髓鞘性损害,动作电位波幅下降,提示轴突变性。脑脊液蛋白细胞数正常。请明确周围神经病损害类型。

(2) 患者行神经活检术后出现左足背外侧硬币大小区域的痛觉消失,患者情绪紧张,请与患者沟通并予以相应处理。

临床思维分析:神经活检能明确周围神经病变是脱髓鞘为主还是轴索损害为主,患者下一步应完善神经活检检查。腓肠神经为纯感觉神经,术后常出现足背外侧很小区域的痛觉消失,症状较轻微,不影响日常生活,应耐心向患者解释并予以一定心理疏导;予以 B 族维生素口服治疗,情况严重时可予以抗焦虑、抑郁等治疗。

4. 临床情景实例　患者,男性,27 岁,双下肢间断麻木 1 年入院。体格检查:神经系统无阳性体征。血常规、血糖、甲状腺功能、肿瘤标志物均正常。肌电图检查未见异常。为明确是否有周围神经损害需进一步完善哪项检查?

临床思维分析:部分周围神经病仅累及小纤维时(如 Aδ 或 C 类纤维)或有轻微的轴索变性,其肌电图提示波幅和传导速度正常的情况下,则需要通过神经活检,有髓或无髓神经纤维的大小、数量、分布等来明确有无周围神经损害。

(彭珍山)

第十一章 格拉斯哥昏迷评分
Glasgow Coma Scale

一、适应证

1. 脑外伤。
2. 脑血管意外。

二、相对禁忌证

1. 其他原因导致意识障碍。
2. 对于 4 岁以下儿童。

三、标准操作规程

见表 11-1。

表 11-1　格拉斯哥昏迷评分标准操作规程

准备	医师准备:穿工作服,洗手
	测评室环境整洁、安全、安静、舒适,排除可能干扰患者认知和注意力的因素
	核对患者信息,如姓名、床号 / 住院号 / 门诊号
	用物准备:格拉斯哥昏迷评分表、铅笔
操作过程	向患者或者家属解释说明本量表测量目的、用途、项目内容及作答要求
	评定量表填表之前,应填写患者的一般背景资料,如姓名、年龄、性别、职业、通信地址等
	交代测评方法:通过询问和体格检查评分
	逐项评分(见表 11-2): 　　　　睁眼反应最高得分为 4 分,最低得分为 1 分 　　　　言语反应最高得分为 5 分,最低得分为 1 分 　　　　运动反应最高得分为 6 分,最低得分为 1 分
	总分为各项得分相加
	用以判断患者预后指导患者治疗

表 11-2　格拉斯哥昏迷评分表

项目	反应	评分
睁眼反应(E)[1]	自己睁眼	4
	呼唤睁眼	3
	疼痛刺激睁眼	2
	任何刺激不睁眼	1
言语反应(V)[2]	正常	5
	有错语	4
	词不达意	3
	不能理解	2
	无语言	1
运动反应(M)[3]	正常	6
	疼痛能定位	5
	疼痛时肢体逃避	4
	疼痛时肢体屈曲	3
	疼痛时肢体伸展	2
	无运动	1
合计		

疑点导航：

1. 睁眼反应检查　4分为自然睁眼：靠近患者，患者能自主睁眼，测试者不应说话、不应接触患者；3分为呼唤会睁眼：正常或者高音量呼叫患者，不应接触患者；2分有刺激或者疼痛会睁眼：先轻拍或者摇晃患者，无反应后给予强外周刺激，强刺激睁眼评2分，若仅皱眉、闭眼、表情痛苦不能评2分；1分对刺激无反应。C分因眼肿、骨折等不能睁眼，以"C"（closed）表示。

2. 言语反应检查　5分为定向正确，表达清晰；4分可应答，但有答非所问情形，定向力障碍，有答错情况；3分为完全不能进行对话，只能说简短句或者单个字；2分可发出声音，对疼痛刺激仅能发出无意义叫声；1分无任何反应。言语障碍的病史可用"D"（dysphasia）代替，气管切开或者气管插管用"T"（tracheotomy, tracheal intubation）代替。

3. 运动反应检查　6分为可按指令动作完成2次不同的动作；5分施以刺激时候，可以定出疼痛位置，予以疼痛刺激时患者能移动肢体尝试去除刺激。疼痛刺激以压眶上神经为金标准。

四、临床情景实例与临床思维分析

1. 临床情景实例　患者,男性,68 岁,被发现神志不清 6 小时。既往身体健康。体格检查:BP 220/110mmHg,格拉斯哥昏迷评分 3 分。头颅 CT 示脑干出血。请根据该患者格拉斯哥昏迷评分评判其预后。

临床思维分析:患者诊断考虑脑干出血,格拉斯哥昏迷评分 3 分,病情危重,潜在死亡危险。

2. 临床情景实例　患者,男性,28 岁,车祸致全身多处外伤 2 小时。既往身体健康。体格检查:BP 125/90mmHg,疼痛刺激睁眼,言语表达基本清晰,但有错语,肢体刺激有逃避反应。头颅 CT 示颅骨骨折,脑挫裂伤。请计算该患者格拉斯哥昏迷评分并评判预后。

临床思维分析:患者诊断上考虑颅骨骨折,脑挫裂伤,格拉斯哥昏迷评分 E2V4M4 共计 10 分。加强监护治疗,严密观察,恢复的可能性较大。

3. 临床情景实例　患者,男性,34 岁,车祸致全身多处外伤 2 小时。既往身体健康。体格检查:BP 120/85mmHg,头皮、面部多处皮下血肿,其中面部血肿致睁眼困难,言语正常,肢体运动正常。头颅 CT 示脑挫裂伤,蛛网膜下腔出血。请计算该患者格拉斯哥昏迷评分。

临床思维分析:患者诊断为脑挫裂伤,蛛网膜下腔出血,头颅面部皮下血肿。格拉斯哥昏迷评分计为 ECV5M6。

4. 临床情景实例　患者,男性,40 岁,神志不清伴呼吸困难 2 小时。既往身体健康。体格检查:BP 199/105mmHg,气管插管,强刺激不睁眼,不能言语,肢体刺激可屈曲。头颅 CT 示脑干出血。请计算该患者格拉斯哥昏迷评分。

临床思维分析:患者诊断上考虑脑干出血。格拉斯哥昏迷评分计为 E1VTM3。

5. 临床情景实例　患者,女性,61 岁,右侧肢体乏力言语不清 8 小时。既往身体健康。体格检查:BP 190/110mmHg,神志嗜睡,呼唤睁眼,言语有错语,右侧肢体刺激有逃避,左侧肢体运动正常。头颅 CT 示左侧基底节区脑出血。请计算该患者格拉斯哥昏迷评分。

临床思维分析:患者诊断上考虑左侧基底节区脑出血。格拉斯哥昏迷评分 E3V4M6,计 13 分,其中患者肢体运动评分以得分高的一侧计分。

(陈　琳)

第十二章 美国国立卫生研究院卒中量表
The National Institutes of Health Stroke Scale（NIHSS）

一、适应证

1. 急性卒中患者神经功能缺损程度的评价。
2. 脑卒中患者病情变化的敏感测量和预后的预测。
3. 不同国家、地区卒中专业领域人士的交流工具。

二、禁忌证

无绝对禁忌证。

三、标准操作规程

见表 12-1。

表 12-1　美国国立卫生研究院卒中量表标准操作规程

准备	医师准备：穿工作服，洗手
	测评者熟悉检查及测评方法
	测评室环境整洁、安全、安静、舒适，排除可能干扰患者认知和注意力的因素
	核对患者信息，如姓名、床号 / 住院号 / 门诊号
	用物准备：美国国立卫生研究院卒中量表[1]（表 12-2）、铅笔
操作过程	测评方法：由检查医生快速检查同时按表（详见表 12-2）评分，每个项目只选择 1 个分值，随访评估注意保持"同"原则评价标准[2]
	快速检查同时记录结果[3]
	测试评估完成后，回收量表，累积计分，得出总分[4]
	根据总分评定患者病情严重程度：评分范围为 0~42 分，分数越高表示神经受损越严重，病情越严重，0 分表示正常或趋近于正常，1~4 分表示轻度卒中 / 小卒中，5~15 分表示中度卒中，16~20 分表示中重度卒中，21~42 分为重度卒中
	指导治疗

表 12-2　美国国立卫生研究院卒中量表

项目	评定标准	得分
1a 意识水平:即使不能全面评价(如气管插管、语言障碍、气管创伤、绷带包扎等),检查者也必须选择 1 个反应,只有当患者对任何有害刺激(摩擦胸骨、压眶等)完全没有反应,仅有反射活动时,1a 项才评为 3 分[5]	0= 清醒,反应敏锐 1= 嗜睡,最小刺激能唤醒患者完成指令、回答问题 2= 昏睡或反应迟钝,需要强烈反复或疼痛刺激才能有非固定模式的反应 3= 仅有反射活动或自发反应,或完全没反应、软瘫、无反应	
1b 意识水平提问:询问月份、年龄,回答必须正确,不能大致正常[6]	0= 都正确 1= 正确回答一个 2= 两个都不正确或不能说	
1c 意识水平指令:要求睁眼、闭眼,非瘫痪手握拳、张手。仅对最初的反应评分,有明确努力但未完成也给评分,若对指令无反应,用动作示意,然后记录评分,对创伤、截肢或其他生理缺陷者,应给予一个适宜的指令,如果双手不能检查,可用伸舌指令	0= 都正确 1= 正确完成一个 2= 都不正确	
2 凝视:只测试水平眼球运动。对自主或反射性(头眼)眼球运动记分,在失语患者中,凝视是可测试的,眼球创伤、绷带包扎、盲人或有视觉或视野疾病的患者,由检查者选择一种反射性运动来测试,建立与眼球的联系,然后从一侧向另一侧运动,偶能发现凝视麻痹	0= 正常 1= 部分凝视麻痹(单眼或双眼凝视异常,但无被动凝视或完全凝视麻痹) 2= 被动凝视或完全凝视麻痹(不能被头眼动作克服)	
3 视野:用手指数或视威胁方法检测上、下象限视野。如果患者能看到侧面的手指,记录正常,如果单眼盲或眼球摘除,检查另一只眼,若患者濒临死亡记 1 分,结果用于回答问题 11	0= 无视野缺失 1= 部分偏盲 2= 完全偏盲 3= 双侧偏盲(全盲,包括皮质盲)	
4 面瘫:言语指令或动作示意要求患者示齿、扬眉和闭眼。对反应差或不能理解的患者,根据有害刺激时表情的对称情况评分[7]	0= 正常 1= 最小(鼻唇沟变平、微笑时不对称) 2= 部分(下面部完全或几乎完全瘫痪,中枢性瘫) 3= 完全(单或双侧瘫痪,上下面部缺乏运动,周围性瘫)	

续表

项目	评定标准	得分
5 上肢运动上肢伸展:坐位 90°,卧位 45°。要求坚持 10 秒,对失语的患者用语言或动作鼓励,不用有害刺激,评定者可以抬起患者的上肢到要求的位置,鼓励患者坚持[8]	0= 上肢于要求位置坚持 10 秒,无下落 1= 上肢能抬起,但不能维持 10 秒,下落时不撞击床或其他支持物 2= 能对抗一些重力,但上肢不能达到或维持坐位 90° 或卧位 45°,较快下落到床上 3= 不能抗重力,上肢快速下落 4= 无运动 9= 截肢或关节融合:5a 左上肢,5b 右上肢	
6 下肢运动:下肢卧位抬高 30°,坚持 5 秒,对失语的患者用语言或动作鼓励,不用有害刺激,评定者可以抬起患者的下肢到要求的位置,鼓励患者坚持	0= 于要求位置坚持 5 秒,不下落 1= 在 5 秒末下落,不撞击床 2= 在 5 秒内较快下落到床上,但可抗重力 3= 快速落下,不能抗重力 4= 无运动 9= 截肢或关节融合:6a 左下肢,6b 右下肢	
7 共济失调[9]:目的是发现双侧小脑病变的迹象。试验时双眼睁开,若有视觉缺损,应确保试验在无缺损视野内进行,双侧指鼻、跟膝胫试验,共济失调与无力明显不呈比例时记分;如患者不能理解或肢体瘫痪不记分;盲人用伸展的上肢摸鼻;若为截肢或关节融合,记录 9 分,并解释清楚[10]	0= 没有共济失调 1= 一个肢体有 2= 两个肢体均有 如有共济失调:左上肢 1= 是,2= 否 9= 截肢或关节融合 右上肢 1= 是,2= 否 9= 截肢或关节融合 左下肢 1= 是,2= 否 9= 截肢或关节融合 右下肢 1= 是,2= 否 9= 截肢或关节融合	
8 感觉:用针检查。测试时用针尖刺激和撤除刺激观察昏迷或失语患者的感觉和表情,只对与卒中有关的感觉缺失评分。偏身感觉丧失者需要精确检查,应测试身体多处部位:上肢(不包括手)、下肢、躯干、面部[11]	0= 正常,没有感觉缺失 1= 轻到中度,患侧针刺感不明显或为钝性或仅有触觉 2= 严重到完全感觉缺失,面、上肢下肢无触觉	

续表

项目	评定标准	得分
9 语言:命名、阅读测试。要求患者叫出图1、图2中物品名称、读所列的句子。从患者的反应以及一般神经系统检查中对指令的反应判断理解能力;若视觉缺损干扰测试,可让患者识别放在手上的物品,重复和发音;气管插管者手写回答[12]	0= 正常,无失语 1= 轻到中度:流利程度和理解能力有一些缺损,但表达无明显受限。 2= 严重失语,交流是通过患者破碎的语言表达,听者须推理、询问、猜测,能交换的信息范围有限,检查者感交流困难。 3= 哑或完全失语,不能讲或不能理解	
10 构音障碍:不要告诉患者为什么做测试。读或重复附图3、图4上的词。若患者有严重的失语,评估自发语言时发音的清晰度[13];若患者气管插管或其他物理障碍不能讲话,记9分,同时注明原因	0= 正常 1= 轻到中度,至少有一些发音不清,虽有困难,但能被理解 2= 言语不清,不能被理解 9= 气管插管或其他物理障碍	
11 忽视症:若患者严重视觉缺失影响双侧视觉的同时检查,皮肤刺激正常,则记分为正常;若患者失语,但确实表现为关注双侧,记分正常。通过检验患者对左右侧同时发生的皮肤感觉和视觉刺激的识别能力来判断患者是否有忽视,把标准图显示给患者,要求他来描述	0= 正常 1= 视、触、听、空间觉或个人的忽视;或对任何一种感觉的双侧同时刺激消失 2= 严重的偏身忽视;超过一种形式的偏身忽视;不认识自己的手,只对一侧空间定位	

附图:第9、10项检查用图

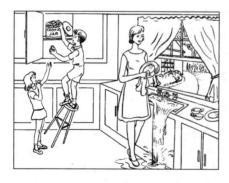

识读检查图1

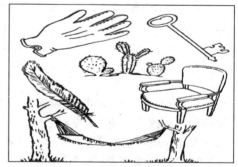

识读检查图2

请您读出下列句子：
知道
下楼梯
回家做饭
在学校复习
发表精彩演讲

识读检查图3

请您读出下列单词：
妈妈
大地
飞机
丝绸
按时开工
吃葡萄不吐葡萄皮

识读检查图4

疑点导航：

1. NIHSS 是 1989 年 Thmos 等人制定,是国际上最常用的用于卒中病情严重程度评估的量表。该表使用简便,能被护士和医生很快掌握,几乎不引起疲劳,可在一天内多次检查。神经科医师、研究人员、护士之间的重测信度没有显著差别,内容一致性好。

2. 记录被检查者的第一反应,避免训练被检查。

3. 患者的分数应当在检查后立即记录,每完成一个项目检查及时记录分数。一次检查、评分时间一般要求在 2 分钟左右。

4. 在计算总分时,下列各项不应计入总分:第 5~7 项肢体运动中的"截肢或关节融合",记录评分为"9",人工评分时不计入总分,计算机统计学处理时也将之自动按缺省值处理。

5. 对于 1a 项小于 3 分的患者,应对量表项目中各项逐个进行评定,只有当患者对任何有害刺激(摩擦胸骨、压眶等)完全没有反应,仅有反射活动时,1a 项才评为 3 分。若 1a=3 分,其他项目评定分值为：1b- 意识水平提问 2 分；1c- 意识水平指令 2 分；2- 凝视：根据是否能被头眼反射克服评定,若能被头眼反射克服评 1 分,若不能,评 2 分；3- 视野：运用视威胁进行评定；4- 面瘫：3 分；5、6- 肢体运动：每个肢体给 4 分；7- 共济运动：只有在存在共济失调时才能给予评分,若患者肌力下降无法完成指鼻、跟膝胫等检查,给予 0 分；8- 感觉：2 分；9- 语言：3 分；10- 构音障碍：2 分；11- 忽视：昏迷意味着失去所有的认知能力,故给予 2 分。

6. 询问患者"你多大年纪了"并等待回答,再问"现在是几月"。记录错误回答的数目。如果"接近"不能算对；如果受测者不能说话时可以书写；深昏迷(1a=3)的患者得 2 分,失语不能理解问题记 2 分,患者因气管插管、气管创伤、严重构音障碍、语言障碍或其他任何原因不能说话者(非失语所致)记 1 分。

7. 有面部创伤／绷带、经口气管插管、胶布或其他物理障碍影响面部检查时,应尽可能移至可评估的状态。记 0 分时,必须功能完全正常;任何明确的上运动神经元面瘫记 2 分;二者之间的状况,包括鼻唇沟变浅,记 1 分;严重昏睡或昏迷的患者,双侧瘫痪的患者,单侧下运动神经元面部无力的患者,记 3 分。

8. 对失语者用语言或动作鼓励,不用有害刺激,依次检查每个肢体,从非瘫痪侧上肢开始,不要同时测双侧肢体;当测上臂时,手心必须向下,释放肢体的瞬间开始计数,看着患者大声喊着计数,并用手指示意计数,让患者听到,直到肢体确实碰到床或其他支持物;当释放肢体时,注意开始时有无上下摇晃,只有在摇晃后有漂移者,记为异常;无任何力量的患者记 3 分。

9. 只有绝对存在共济失调时才能打分,偏瘫患者的共济失调记为 0 分。

10. 目的是发现一侧小脑病变。检查时睁眼,若有视力障碍,应确保检查在无视野缺损中进行。进行双侧指鼻试验、跟膝胫试验,共济失调与无力明显不呈比例时记分,用指鼻试验和跟膝胫试验,计数共济失调的肢体数目,最大为 2 个。盲人用伸展的上肢摸鼻,只有当共济失调表现出来时才算阳性。如果无力患者有轻微共济失调,又不能确定其是否与无力不成比例,记 0 分,若患者不能理解或肢体瘫痪不记分。

11. 不要测手和足肢体末端,因为可能会有无关的周围神经病;不要隔着衣服查。严重或完全的感觉缺失,记 2 分,失语者可记 1 或 0 分,双侧感觉缺失记 2 分,无反应及四肢瘫痪者记 2 分,昏迷者(1a=3)记 2 分。

12. 本项目用于命名、阅读测试。若视觉缺损干扰测试,让患者识别放在手上的物品,重复和发音。气管插管者手写回答。每个患者必须用图片、命名卡片和句子来测试。轻微失语记 1 分;患者漏掉超过 2/3 命名物体和句子或执行了非常少和简单的一步指令者,记 2 分;完全哑或者昏迷且不能执行任何指令者记 3 分。

13. 读或重复附图 3、4 上的单词。用附录词表测试所有患者,不要告诉患者为什么做测试,不要告诉患者你是在测试语言清晰度。0 分只给予阅读所有单词都不含糊的正常语言患者;2 分只给予任何有意义的方式都不能听懂的人或哑人;无反应患者记 2 分。失语患者和不能读的患者的打分是根据其自发言语和让他们重复你大声读出的单词。失语患者若同时合并构音障碍,两者是可以同时记分的;失语患者评价构音障碍时可评估自发语言的清晰程度;若患者为完全性运动性失语,完全不能发音,则构音障碍也评为 2 分。

四、临床情景实例与临床思维分析

1. **临床情景实例**　患者,男性,60 岁,突发右侧肢体无力 2 小时入院。体格检查:神志清楚,轻度构音障碍,无失语,高级智能检查正常,双瞳孔等大等圆,直径约 3mm,对光反射灵敏,眼球运动正常,眼震(-),视野检查无缺损,示齿时口角轻度左偏,右侧肢体肌力 3 级,肌张力正常,腱反射(+),左侧肢体肌力、肌张力及腱反射正常,右侧肢体共济运动检查不合作,左侧肢体共济运动检查正常,右侧肢体痛触觉轻度减退,无忽视症,右侧巴氏征(+)。根据目前情况请给患者进行 NIHSS 评分。

临床思维分析: 根据患者体格检查结果可知患者意识水平及意识内容正常,无凝视、视野缺损、共济失调、忽视症、失语,故这些项目均记 0 分。轻度构音障碍记 1 分;示齿时口角轻度左偏记 1 分;右侧肢体肌力 3 级表明不能抗重力,上下肢运动各记 3 分;右侧肢体痛触觉轻度减退记 1 分;右侧肢体瘫痪共济运动检查不计分。故患者 NIHSS 总分为 7 分。

2. **临床情景实例**　患者,男性,60 岁,突发右侧肢体无力 1 小时入院。体格检查:嗜睡,能正确回答部分问话,能按照指令完成部分动作,中度构音障碍,无忽视,双眼左侧凝视,无视野缺损,口角左偏,伸舌右偏,右侧肢体肌力 0 级,左侧肢体肌力 5 级,右侧肢体痛触觉减退,右侧巴氏征(+)。头 CT 提示左侧基底节脑出血。请对该患者进行 NIHSS 评分。

临床思维分析: 患者嗜睡则 1a=2 分;能正确回答部分问话 1b=1 分;能按照指令完成部分动作 1c=1 分;2- 凝视 =1 分;无视野缺损记 0 分;部分性面瘫记 2 分;右侧肢体肌力 0 级则第 5、6- 肢体运动这个项目中每个肢体给 4 分;偏瘫患者共济运动记 0 分;8- 感觉:1 分;9- 语言:0 分;10- 构音障碍:1 分;11- 忽视 =0 分。患者 NIHSS 评分 =17 分。

3. **临床情景实例**　患者,女性,50 岁,突发言语不能 3 小时入院。体格检查:神志清楚,完全运动性失语,余神经系统检查未见明显异常。头 CT 检查未见明显异常。请对该患者进行 NIHSS 评分。

临床思维分析: 进行评分时应注意对失语者用语言或动作鼓励,不用有害刺激,患者运动性失语,检查时可让患者手写或点头示意来完成部分检查项目。1a=0 分;1b- 意识水平提问 0 分;1c- 意识水平指令 0 分;2- 凝视 =0 分;3- 视野 =0 分;4- 面瘫 =0 分;5、6- 肢体运动各记 0 分;7- 共济运动 =0 分;8- 感觉 =0 分;9- 语言 =3 分;患者为完全运动性失语此时构音障碍项目检查应记为 2 分;11- 忽视 =0 分。患者 NIHSS 评分 =5 分。

4. **临床情景实例**

(1) 患者,男性,65 岁,突发左侧肢体无力 1 小时入院,诊断为脑梗死。NIHSS=12 分,请判定患者卒中严重程度。

(2) 患者入院后予以阿替普酶(rt-PA)静脉溶栓治疗 1 小时后,体格检查发现左上肢肢体肌力由 1 级变为 3 级,左下肢肢体肌力由 1 级变为 4 级,能抬举维持 8 秒;面瘫由完全性变为示齿时轻度不对称,余体格检查无变化。请根据目前情况再次进行 NIHSS 评分。

临床思维分析:

评分与病情严重程度判定标准:评分范围为 0~42 分,分数越高表示神经受损越严重,病况越严重,15~20 分表示中重度卒中,患者 NIHSS=18 分,属于中度卒中。经过静脉溶栓治疗后患者病情好转,根据 NIHSS 评分可知肢体肌力 1 级表明不能运动评分为 3 分,左上肢肌力 3 级表明不能抗重力则记 3 分,左下肢肌力 4 级抬举能维持 8 秒则记 1 分,故肢体肌力评分由 8 分降低为 4 分;完全性面瘫记 2 分,示齿时轻度不对称记 1 分,故面瘫评分由 2 分降低为 1 分;患者其他体格检查无变化,因而治疗后 NIHSS 评分总分为 7 分。

5. **临床情景实例** 患者,女性,56 岁,突发意识障碍 1 小时入院。体格检查:浅昏迷,双瞳孔等大等圆,直径约 1mm,对光反射迟钝,眼球无凝视,视威胁法检测无视野缺损,疼痛刺激可见肢体屈曲,四肢肌张力减低,腱反射未引出,双侧巴氏征(+)。头 CT 提示脑干出血。请对该患者进行 NIHSS 评分。

临床思维分析:

患者浅昏迷,1a=3 分,其他项目评定分值为:1b- 意识水平提问 2 分;1c- 意识水平指令 2 分;2- 凝视:患者无凝视故评 0 分;3- 视野:运用视威胁进行评定无视野缺损故评 0 分;4- 面瘫:3 分;5、6- 肢体运动:每个肢体给 4 分;7- 共济运动:0 分;8- 感觉:2 分;9- 语言:3 分;10- 构音障碍:2 分;11- 忽视:昏迷意味着失去所有的认知能力记 2 分。故 NIHSS 总分为 27 分。

6. **临床情景实例** 患者,男性,68 岁,突发左上肢无力、言语不清 3 小时入院。既往有左下肢截肢病史。体格检查:神志清楚,轻度构音障碍,无失语,高级智能检查正常,双瞳孔等大等圆,直径约 3mm,对光反射灵敏,眼震(−),眼球无凝视,视野缺损检查正常,左侧中枢性面舌瘫,左上肢肌力 0 级,左上肢、躯干、面部痛触觉减退,右侧肢体共济运动检查正常,无忽视症,左侧巴氏征(+)。头 CT 检查未见明显异常。请对该患者进行 NIHSS 评分。

临床思维分析:患者神志清楚、高级智能检查正常提示意识水平和意识内容检查评 0 分,无凝视、视野缺损、失语、忽视,故这些检查项目均记 0 分。患者轻度构音障碍记 1 分,中枢性面瘫记 2 分,左上肢肌力 0 级评分为 4 分,左下肢截肢记 9 分,共济运动检查记 9 分,轻度感觉减退记 1 分。根据 NIHSS 评分要求,所有截肢单项记分均评 9 分,但不纳入总分,故该患者 NIHSS 评分总分为 8 分。

(汤永红　陈勇军)

第十三章	# ABCD^2 评分 ABCD2 Score

一、适应证

预测短暂性脑缺血发作(transient ischemic attack, TIA)患者发生脑卒中风险。

二、禁忌证

无绝对禁忌证。

三、标准操作规程

见表 13-1。

表 13-1　ABCD^2 评分标准操作规程

准备	医师准备：穿工作服,洗手
	测评室环境整洁、安全、安静、舒适,排除可能干扰患者认知和注意力的因素
	核对患者信息,如姓名、床号 / 住院号 / 门诊号
	评定量表填表之前,应填写受试者的一般背景资料,如姓名、年龄、性别、职业、文化程度、通信地址等
	用物准备：ABCD^2 评分表(见表 13-2)、铅笔
操作过程	向患者解释说明本量表测量目的、用途、项目内容及作答要求
	评定量表填表之前,应填写患者的一般背景资料,如姓名、年龄、性别、文化程度、通信地址等
	逐项评分(见表 13-2)： 　　A 项为年龄,年龄 >60 岁记为 1 分 　　B 项为血压,≥140/90mmHg 记为 1 分 　　C 项为临床症状,其中单侧肢体无力记为 2 分,仅仅有言语障碍而无肢体无力记为 1 分 　　D1 项为持续时间,持续时间≥60 分钟记为 2 分,持续时间为 10~59 分钟记为 1 分 　　D2 项为糖尿病,有糖尿病记为 1 分

续表

操作过程	总分为各项得分相加
	根据得分判断 TIA 患者发生卒中的风险
	0~3 分为卒中低危组
	4~5 分为卒中中危组
	6~7 分为卒中高危组
	指导患者治疗

表 13-2　ABCD^{2}评分表 [1]

标准	得分
年龄（A）>60 岁	1分
血压（B）>140/90mmHg [2]	1分
临床症状（C）单侧肢体无力	2分
有言语障碍而无肢体无力	1分
持续时间（D1）>60 分钟 [3]	2分
10~59 分钟	1分
糖尿病（D2）	1分

疑点导航:

1. ABCD^2 评分低危、中危和高危组 7 天发生脑梗死的比例分别为 1.2%、12.4% 和 24%,对于中危患者,收入院诊治,对于低危患者,2 天内能完成病因学检查,予以神经内科门诊治疗。

对于发病 24 小时内且 ABCD^2≥4 分的非心源性 TIA 患者,可给予阿司匹林联合氯吡格雷的双重抗血小板治疗,双抗持续时间不超过 3 周。

2. 血压测量为患者此次发病后第一次测得血压,而不是患者平时血压。

3. 患者若为睡眠中发病,开始时间从上次正常时间开始计算。

四、临床情景实例与临床思维分析

1. **临床情景实例**　患者,男性,55 岁,一过性言语不清半小时。既往身体健康。体格检查:BP 120/90mmHg,神志清楚,言语流利,四肢肌力肌张力正常,病理反射未引出。随机血糖正常,头颅 MRI+MRA 未见异常。请完成 ABCD^{2}评分并做出下一步处理?

临床思维分析:患者诊断上考虑 TIA,ABCD^2 评分 C 项 1 分、D 项 1 分总计为 2 分,属于低危组,可予以口服抗血小板药物院外观察。

2. 临床情景实例 患者,男性,54 岁,一过性右侧肢体乏力伴言语不清 15 分钟。既往有高血压病病史。体格检查:BP 160/100mmHg,神志清楚,言语流利,四肢肌力及肌张力正常,病理反射未引出。随机血糖正常,头颅 CT 未见异常。请完成 ABCD² 评分并做出下一步处理?

临床思维分析:患者诊断上考虑 TIA 可能,ABCD² 评分为 B 项 1 分、C 项 2 分、D 项 1 分总计 4 分,属于中危组,且不能完全排除脑梗死,需要住院进一步处理。

3. 临床情景实例 患者,女性,69 岁,一过性右侧肢体乏力伴言语不清 1 小时。既往有高血压病和糖尿病病史。体格检查:BP 158/100mmHg,神志清楚,言语流利,四肢肌力肌张力正常,病理反射未引出。头颅 CT 未见异常。请完成 ABCD² 评分并做出下一步处理?

临床思维分析:患者诊断上考虑 TIA 可能,ABCD² 评分 A 项 1 分、B 项 1 分 C 项 2 分、D1 项 2 分、D2 项 1 分,总分为 7 分,属于高危组,进展为脑梗死的可能性较大,需住院严密观察治疗。

(薛 蓉)

第十四章 洼田饮水试验
Water Swallow Test

一、适应证

吞咽功能障碍评估。

二、禁忌证

意识障碍不能清醒进食的。

三、标准操作规程

见表 14-1。

表 14-1 洼田饮水试验标准操作规程

准备	医师准备:穿工作服,洗手
	测评室环境整洁、安全、安静、舒适,排除可能干扰患者认知和注意力的因素
	核对患者信息,如姓名、床号/住院号/门诊号
	用物准备:洼田饮水试验分级表(表 14-2)、铅笔
操作过程	向患者或者家属解释说明本量表测量目的、用途、项目内容及作答要求
	评定量表填表之前,应填写患者的一般背景资料,如姓名、年龄、性别、职业、通信地址等
	让患者端坐
	喝下 30ml 温开水
	观察所需时间及呛咳情况
	记录患者等级
	指导患者治疗

表 14-2　洼田饮水试验分级[1,2]

1级	能够顺利 1 次咽下
2级	分 2 次以上能够不呛的咽下
3级	能 1 次咽下,但有呛咳
4级	分 2 次以上咽下,但也有呛咳
5级	全量咽下困难,频繁呛咳
评级	

疑点导航:

1. 洼田饮水试验 1 级、2 级无需处理,饮食上给予软质或者细碎饮食;洼田饮水试验 3 级给予吞咽功能训练,细碎、细泥饮食;4 级给予吞咽功能训练细泥饮食;5 级给予留置胃管,鼻饲饮食。

2. 治疗评价:治愈为吞咽障碍消失,饮水实验评定 1 级;有效为吞咽障碍明显改善,饮水实验评定 2 级;无效为吞咽障碍改善不明显,饮水实验评定 3 级以上。

四、临床情景实例与临床思维分析

1. 临床情景实例　患者,男性,64 岁,构音障碍吞咽困难 2 天。既往有高血压病病史。头颅 MRI 示脑桥腔梗。洼田饮水试验需要分 2 次饮下,但无呛咳。请为该患者行洼田饮水试验分级并进行进食指导。

临床思维分析:患者诊断为急性脑桥梗死,洼田饮水试验 2 级,饮食上可以自行进食软质或者细碎饮食,无需吞咽功能训练。

2. 临床情景实例　患者,男性,70 岁,吞咽功能障碍和构音障碍 1 天。既往有高血压病病史。头颅 MRI 示脑桥梗死。洼田饮水试验需要分 3 次饮下,有呛咳。请为该患者行洼田饮水试验分级并进行进食指导。

临床思维分析:患者为急性脑桥梗死患者,吞咽困难,洼田饮水试验 4 级,给予吞咽功能训练,饮食上给予细泥饮食,严密观察,暂不插胃管。

3. 临床情景实例　患者,女性,73 岁,吞咽功能障碍和构音障碍 3 天。既往体健。头颅 MRI 示脑桥梗死。洼田饮水试验呛咳严重,基本不能完成试验。请为该患者行洼田饮水试验分级并进行进食指导。

临床思维分析:患者诊断为急性脑桥梗死,洼田饮水试验 5 级,立即插胃管鼻饲饮食。

4. 临床情景实例　患者,女性,79 岁,吞咽功能障碍半年。既往体健。半年前诊断为脑梗死。告知患者进行洼田饮水试验,测试吞咽障碍程度,让患者躺在床上饮一口水。请指出在为该患者行洼田饮水试验操作的错误之处并指导正确操作。

临床思维分析：患者为脑梗死后遗症期，需进行吞咽功能评估，进行洼田饮水试验评估吞咽功能前不能告知患者以免患者紧张，测试时需患者清醒坐起，饮水量需要准确。

5. **临床情景实例**　患者，男性，55 岁，右侧肢体偏瘫吞咽功能障碍 6 月。既往有高血压病病史。6 月前诊断为脑梗死，当时有吞咽困难，予以留置胃管进食，6 月来一直予以胃管进食，期间数次发生吸入性肺炎。洼田饮水试验 5 级。请为该患者行洼田饮水试验分级并进行进食指导。

临床思维分析：患者为脑梗死后遗症期患者，洼田饮水试验 5 级，多次发生肺炎，留置胃管 >4 周需要考虑行胃造瘘或者空肠造瘘。

6. **临床情景实例**　患者，男性，61 岁，构音障碍吞咽困难 2 周。头颅 MRI 检查示脑干梗死，发病当时洼田饮水试验 5 级，立即予以上胃管进食和吞咽功能训练，目前洼田饮水试验 2 级。请评估患者目前可否拔胃管。

临床思维分析：脑干梗死患者，治疗有效，拔胃管，经口进食软质饮食。

7. **临床情景实例**　患者，男性，61 岁，车祸致昏迷 1 小时。头颅 CT 示脑出血，硬膜下出血。请为该患者行洼田饮水试验分级。

临床思维分析：昏迷患者不能进行洼田饮水试验，严密观察，若需要肠内营养，直接插胃管进食。

（薛　蓉）

<table>
<tr><td colspan="2">第十五章</td><td>## Hunt-Hess 分级法
Hunt-Hess Grade</td></tr>
</table>

第十五章 Hunt-Hess 分级法
Hunt-Hess Grade

一、适应证

动脉瘤性蛛网膜下腔出血。

二、禁忌证

其他原因导致的蛛网膜下腔出血为相对禁忌证。

三、标准操作规程

表 15-1。

表 15-1　Hunt-Hess 分级法标准操作规程

准备	医师准备:穿工作服,洗手
	测评室环境整洁、安全、安静、舒适,排除可能干扰患者认知和注意力的因素
	核对患者信息,如姓名、床号 / 住院号 / 门诊号
	用物准备:Hunt-Hess 分级量表(表 15-2)、铅笔
操作过程	向患者或者家属解释说明本量表测量目的、用途、项目内容及作答要求
	评定量表填表之前,应填写患者的一般背景资料,如姓名、年龄、性别、职业、通信地址等
	通过询问和体格检查分级
	根据结果指导治疗和判断预后

表 15-2　Hunt-Hess 分级法

分级	标准
0 级	未破裂动脉瘤
I	无症状或轻微头痛[1]
II	中至重度头痛、脑膜刺激征、脑神经麻痹
III	嗜睡、意识混浊、轻度局灶神经体征[2]

续表

分级	标准
Ⅳ	昏迷、中或重度偏瘫、有早期去大脑强直或自主神经功能紊乱[3]
Ⅴ	深昏迷、去大脑强直、濒死状态

疑点导航：

1. 病情在Ⅰ~Ⅱ级之间的患者应尽早进行脑血管造影和手术治疗。

2. Ⅲ级以下患者，出血后 3~4 日内手术治疗动脉瘤可以防止动脉瘤再次破裂出血。

3. Ⅲ级以上的患者，此时出血严重，并可能伴发脑血管痉挛和脑积水，此时手术危险较大，待数日病情好转后再行手术治疗。

四、临床情景实例与临床思维分析

1. **临床情景实例**　患者，女性，33 岁，间歇性头痛 1 年，加重伴右上睑下垂 1 周。既往身体健康。体格检查：神志清楚，双侧瞳孔直径 4mm，对光反射迟钝，左侧瞳孔直径 2mm，对光反射灵敏，余神经系统体格检查未见异常。头颅 CT 示正常，头颅 CTA 示右侧后交通动脉动脉瘤。该患者 Hunt-Hess 分级？

临床思维分析：患者头痛伴右侧上睑下垂，右侧瞳孔散大、右侧瞳孔对光反射消失，考虑右侧动眼神经损伤，高度怀疑右侧后交通动脉瘤可能。行头颅 CTA 显示右侧后交通动脉动脉瘤，患者虽有动脉瘤导致的症状，但 Hunt-Hess 分级出发点为蛛网膜下腔出血动脉瘤分级，该患者未发生出血，故 Hunt-Hess 分级 0 级。

2. **临床情景实例**　患者，女性，41 岁，剧烈头痛伴恶心、呕吐 1 天。既往身体健康。体格检查：神志清楚，脑膜刺激征阳性，其余神经系统未见阳性体征。头颅 CT 示蛛网膜下腔出血。DSA 显示前交通动脉动脉瘤。该患者 Hunt-Hess 分级？

临床思维分析：患者诊断蛛网膜下腔出血，前交通动脉动脉瘤。Hunt-Hess 分级考虑为Ⅱ级。

3. **临床情景实例**　患者，男性，61 岁，意识障碍 3 小时。既往有高血压病病史。体格检查：神志浅昏迷，脑膜刺激征阳性，四肢刺激可以活动，病理反射未引出。头颅 CT 示蛛网膜下腔出血。头颅 CTA 显示前交通动脉动脉瘤。该患者 Hunt-Hess 分级？下一步如何处理？

临床思维分析：患者诊断蛛网膜下腔出血，前交通动脉动脉瘤。Hunt-Hess 分级考虑为Ⅳ级。建议患者病情稳定后行颅内动脉瘤介入手术或者开颅行动脉瘤夹闭术。

（周成芳）

<table>
<tr><td colspan="2">第十六章</td><td colspan="2"><h1>Barthel 指数量表</h1>Barthel Index(BI)</td></tr>
</table>

一、适应证

评定脑卒中患者、骨折患者、多发性硬化患者、老人院患者等群体的日常生活能力,作为药物疗效判定、康复效果评定、跌倒风险预测的指标之一。

二、禁忌证

无明显禁忌证。

三、标准操作规程

见表 16-1。

表 16-1 Barthel 指数量表标准操作规程

准备	医师准备:穿工作服,洗手
	测评室环境整洁、安全、安静、舒适,排除可能干扰患者认知和注意力的因素
	核对患者信息,如姓名、床号/住院号/门诊号
	用物准备:Barthel 指数量表(见表 16-2)、铅笔
操作过程	向患者或者家属解释说明本量表测量目的、用途、项目内容及作答要求
	评定量表填表之前,应填写患者的一般背景资料,如姓名、年龄、性别、职业、通信地址等
	测评方法:询问法和观察法
	填表说明:量表有十个项目,每项目分 0、5、10、15 四级,根据具体情况来评分
	总分为各项得分相加
	根据得分判断患者日常生活能力以及需要照顾的程度
	100 分可完全独立
	75~95 分为轻度依赖
	50~70 分为中度依赖
	25~45 分为重度依赖
	0~20 分为完全依赖
	告知患者或者家属评定结果并指导患者治疗

表 16-2　Barthel 指数量表

项目	独立	部分独立或需部分帮助	需极大帮助	完全依赖
进餐[1]	10	5	0	
洗澡[2]	5	0		
修饰[3]	5	0		
穿衣(系鞋带、纽扣)[4]	10	5	0	
大便[5]	10	5 (每周<1 次失控)	0 (失控)	
小便[6]	10	5 (每 24 小时<1 次失控)	0 (失控)	
用厕(擦净、整理衣裤、冲水)[7]	10	5	0	
床椅转移[8]	15	10	5	0
平地走 45 米[9]	15	10	5	0
上下楼梯[10]	10	5	0	
总　分				

评定标准	独立	轻度依赖	中度依赖	重度依赖	完全依赖
	100 分	75~95 分	50~70 分	25~45 分	0~20 分

疑点导航:

1. 评分 10 分为能吃任何正常饮食(不仅是软饭),食物可由其他人做或端来;5 分指别人夹好菜后自己吃。

2. 评分 5 分为必须能不用看着进出浴室,自己擦洗;淋浴不需帮助或监督,独立完成。

3. 指 24~48 小时情况,包括洗脸、刷牙、刮脸、梳头,由看护者提供工具,也给 5 分:如挤好牙膏,准备好水等。

4. 应能穿任何衣服,5 分 = 需别人帮助系扣、拉链等,但患者能独立披上外套。

5. 指 1 周内情况。

6. 指 24~48 小时情况,插尿管的患者能独立完全管理尿管也给 10 分。

7. 患者应能自己到厕所及离开,5 分指能做某些事。

8. 评分 15 分表示可独立完成;10 分:需部分帮助(需他人搀扶或使用拐杖);5 分:需极大帮助(较大程度上依赖于他人搀扶和帮助);0 分:完全依赖他人。

9. 评分 15 分表示可独立在平地上行走;10 分:需部分帮助(需他人搀扶,或使用拐杖、助行器等辅助用具);5 分:需极大帮助(行走时较大程度上依赖他人搀扶,或坐在轮椅上自行在平地上移动);0 分:完全依赖他人。

10. 评分 10 分表示可独立上下楼梯;5 分:需部分帮助(需扶楼梯、他人搀扶,或使用拐杖等)0 分:需要极大帮助或者完全依赖他人。

四、临床情景实例与临床思维分析

1. **临床情景实例**　患者,男性,80 岁,卒中后遗症患者。需要他人夹菜后可以自行进食,他人准备好洗澡水后独立洗澡,可以完成修饰,穿衣需要部分帮助,大便控制正常,小便控制正常,用厕独立完成,床椅转移需要使用拐杖,平地行走、上下楼梯均需要用拐杖。请为该患者行 BI 评分?

　　临床思维分析:该患者进餐 5 分,洗澡 5 分(准备好洗澡水后自行完成洗澡仍记 5 分),修饰 5 分,穿衣 5 分,大便 10 分,小便 10 分,用厕 10 分,床椅转移 10 分,平地行走 10 分,上下楼梯 5 分,总分 75 分。属于轻度依赖。

2. **临床情景实例**　患者,男性,71 岁,卒中后遗症患者,需要他人夹菜后可以自行进食,他人准备好洗澡水后独立洗澡,可以完成修饰,穿衣独立完成,大便控制正常,膀胱造瘘可以自行管理,用厕独立完成,床椅转移需要使用拐杖,平地行走、上下楼梯均需要用拐杖。该患者 BI 得分多少?

　　临床思维分析:该患者进餐 5 分,洗澡 5 分(准备好洗澡水后自行完成洗澡仍记 5 分),修饰 5 分,穿衣 10 分,大便 10 分,小便 10 分(上导尿管和膀胱造瘘患者能独立管理尿管),用厕 10 分,床椅转移 10 分,平地行走 10 分,上下楼梯 5 分,总分 80 分。属于轻度依赖。

3. **临床情景实例**　患者,女性,79 岁,脑梗死后遗症期合并血管性痴呆患者,需要他人夹菜后可以自行进食,不能完成洗澡,不能完成修饰,穿衣需要部分帮助,大便能控制,小便能控制,用厕无法完成,平日卧床,该患者 BI 得分多少?

　　临床思维分析:该患者进餐 5 分,洗澡 0 分,修饰 0 分,穿衣 5 分,大便 10 分,小便 10 分,用厕 0 分,床椅转移 0 分,平地行走 0 分,上下楼梯 0 分,总分 30 分。属于重度依赖。

4. **临床情景实例**　患者,男性,79 岁,多次脑卒中严重瘫痪患者。平日多数时候卧床,部分时间坐轮椅患者,不能自行进食,不能完成洗澡,不能完成修饰,不能完成穿衣,大便能控制,小便能控制。该患者 BI 得分多少?

临床思维分析:该患者进餐 0 分,洗澡 0 分,修饰 0 分,穿衣 0 分,大便 10 分,小便 10 分,用厕 0 分,床椅转移 0 分,平地行走 0 分,上下楼梯 0 分,总分 20 分。属于完全依赖。

5. **临床情景实例** 患者,女性,75 岁,右侧股骨头坏死患者。进餐独立完成,洗澡独立洗澡,修饰独立完成,穿衣独立完成,大便控制正常,小便控制正常,用厕需要搀扶,床椅转移需要使用拐杖,平地行走需要使用拐杖、上下楼梯无法独立完成。该患者 BI 得分多少?

临床思维分析:该患者进餐 10 分,洗澡 5 分,修饰 5 分,穿衣 10 分,大便 10 分,小便 10 分,用厕 5 分,床椅转移 10 分,平地行走 10 分,上下楼梯 0 分,总分 75 分。属于轻度依赖。

6. **临床情景实例** 患者,男性,73 岁,阿尔茨海默病患者。需要他人夹菜后可以自行进食,无法独立洗澡,无法完成修饰,穿衣需要部分帮助,大便偶有失控(1 周 <1 次),小便控制正常,用厕无法独立,床椅转移、平地行走、上下楼梯均正常。该患者 BI 得分多少?

临床思维分析:该患者进餐 5 分,洗澡 0 分,修饰 0 分,穿衣 5 分,大便 5 分,小便 10 分,用厕 0 分,床椅转移 15 分,平地行走 15 分,上下楼梯 10 分,总分 65 分。属于中度依赖。

(邓丽影)

第 十 七 章

抑郁自评量表
Self-Rating Depression Scale Examination

一、适应证

适用于具有抑郁症状的成年人。

二、禁忌证

严重智力缺陷、精神分裂症发作期等不配合检查者。

三、标准操作规程

见表 17-1。

表 17-1　抑郁自评量表标准操作规程

准备	医师准备:穿工作服,洗手
	测评室环境整洁、安全、舒适,排除可能干扰患者测评的噪音、光线和气氛因素
	核对患者信息,如姓名、床号/住院号/门诊号
	用物准备:抑郁自评量表(见表 17-2)、铅笔
操作过程	向患者解释说明本量表测量目的、用途[1]、项目内容[2]及作答要求[3]
	评定量表填表之前,应填写患者的一般背景资料,如姓名、年龄、性别、职业、通信地址等
	交代填表说明:量表有 20 个条目,需仔细阅读每一条,每一条文字后有四级评分[4]
	指导患者逐一完成量表作答
	提醒患者不要漏项或一个项目上划两个"√"
	评定结束时,应仔细检查一下自评结果
	回收量表后,先把 20 个题目综合相加,得出总粗分
	用总粗分乘以 1.25 以后取整数部分,即为标准分
	根据标准分评定患者抑郁程度[5]:标准分与抑郁症状的严重程度的关系如下:SDS 标准分的分界值[6]为 53 分,其中 53~62 分为轻度抑郁,63~72 分为中度抑郁,72 分以上为重度抑郁
	告知患者评定结果

表 17-2　抑郁自评量表（SDS）

姓名：　　　　性别：　　　年龄：　　　记录日期：　　　总分：
职业：　　　　住院/门诊号：　　　　住址：

评定内容	评定等级			
	没有或 很少时间	少部分 时间	相当多 时间	绝大多 数时间
(1) 我觉得闷闷不乐,情绪低沉	1	2	3	4
(2) 我觉得一天中早晨最好	4	3	2	1
(3) 我一阵阵哭出来或觉得想哭	1	2	3	4
(4) 我晚上睡眠不好	1	2	3	4
(5) 我吃得跟平常一样多	4	3	2	1
(6) 我与异性密切接触时和以往一样感到愉快	4	3	2	1
(7) 我发现我的体重在下降	1	2	3	4
(8) 我有便秘的苦恼	1	2	3	4
(9) 我心跳比平常快	1	2	3	4
(10) 我无缘无故地感到疲乏	1	2	3	4
(11) 我的头脑跟平常一样清楚	4	3	2	1
(12) 我觉得经常做的事情并没有困难	4	3	2	1
(13) 我觉得不安而平静不下来	1	2	3	4
(14) 我对将来抱有希望	4	3	2	1
(15) 我比平常容易生气激动	1	2	3	4
(16) 我觉得作出决定是容易的	4	3	2	1
(17) 我觉得自己是个有用的人,有人需要我	4	3	2	1
(18) 我的生活过得很有意思	4	3	2	1
(19) 我认为如果我死了,别人会生活得好些	1	2	3	4
(20) 平常感兴趣的事我仍然感兴趣	4	3	2	1

疑点导航:

1. 抑郁量表包括通用的检查量表(需要专业人员检查和评定)、通用的自评量表和用于特殊人群或特殊目的的抑郁量表。抑郁自评量表(简称为 SDS)属于通用的自评量表,是 1965 年 Zung 编制的,由患者自己进行测评。此量表使用简单,不需要借助任何仪器设备,不受年龄、性别、经济状况等因素影响,应用范围广泛。

2. 由 20 个问题组成,每一个问题代表着抑郁症的一个症状特点。

3. 要求评定对象 10 分钟内自行逐条完成评定内容,文化低、不能理解或看不懂 SDS 的内容,可由工作人员代念,让评定对象独自做出决定。评定时间范围为过去 1 周。

4. 按照 SDS 症状出现频度评定,分为 4 个等级:没有或很少时间,少部分时间,相当多时间,绝大部分或全部时间。若为正向评分,依次评为粗分 1、2、3、4 分;反向评分题则评为 4、3、2、1 分。在分数栏 1~4 分的分数下划"√"。

5. 此量表虽然可以测出抑郁的轻重程度,却不能判断抑郁的分类,不能用于临床诊断。经过量表评估有不同程度的抑郁后,指导患者到精神科门诊进行进一步的检查、评估。

6. 按照中国常模结果标准分的分界值为 53 分,国外常模为 50 分,我国目前采用中国常模结果。

四、临床情景实例与临床思维分析

1. **临床情景实例**　患者,男性,40 岁,情绪低落、便秘 2 个月神经内科门诊就诊。已经完成抑郁自评量表项目检查。患者相当多时间感到闷闷不乐,少部分时间感到早晨心情最好,少部分时间想哭,相当多时间夜间睡眠不好,少部分时间吃饭像平常一样多,少部分时间与异性接触感到愉快,没有感到体重减轻,相当多时间为便秘烦恼,少部分时间心跳比平时快,相当多时间感到疲劳,少部分时间头脑像往常一样清楚,少部分时间感觉做事并没有困难,少部分时间坐卧不安,少部分时间感到对未来有希望,少部分时间比平时更容易激怒,少部分时间觉得做出决定是容易的,少部分时间觉得自己有用,少部分时间觉得生活有意义,少部分时间觉得倘若死了别人会更好,少部分时间感觉仍旧喜欢平时喜爱的东西。请为该患者进行 SDS 评分。

临床思维分析:量表有 20 条,每一条文字后有四级评分:没有或很少时间,少部分时间,相当多时间,绝大部分或全部时间。若为正向评分,依次评为粗分 1、2、3、4 分;反向评分题则评为 4、3、2、1 分。该患者 20 个项目累计总粗分为 53 分,用 53 乘以 1.25 以后取整数部分,即为标准分 66 分,为中度抑郁。

2. **临床情景实例**

(1)患者,女性,42 岁,因情绪沮丧、郁闷 3 月神经内科门诊就诊。体格检查无神经系统阳性体征。曾多次到医院就诊检查结果未提示器质性病变,根据目前情况请选择适当的抑郁量表在门诊给患者行抑郁评分。

(2)该患者已顺利完成抑郁自评量表评分,20 个题目总粗分是 50 分,请根据标准得分评定患者抑郁程度。

临床思维分析:该患者神经系统无阳性体征,且多次检查结果未提示器质性病变,结合抑郁症状,应选择抑郁量表检查。抑郁自评量表是抑郁量表的一种,属于通用自评量表,不需要专业人员检查和评定,使用简单,不需要借助任何仪器设备,不受年龄、性别、经济状况等因素影响,故选此类量表进行检查。患者总粗分是 50 分,用总粗分乘以 1.25 以后取整数部分,即为标准分 62 分,为轻度抑郁。

3. 临床情景实例 患者,男,65 岁,因情绪低落、有轻生念头 1 月余神经内科门诊就诊。既往有 COPD 病史 10 余年,再发加重 1 月余,在当地医院治疗效果欠佳。神经系统体格检查未见阳性体征,头颅 MRI 检查未见明显异常,肺部 CT 示肺气肿、肺部感染,肺功能检查示 FEV1/FVC 50%。根据目前情况请指导患者完成抑郁自评量表检查。

临床思维分析:患者长期 COPD 病史,目前主要表现为情绪低落、有轻生想法,考虑患者 COPD 合并抑郁症状,需进一步指导患者完成抑郁自评量表检查了解抑郁程度。告知患者该量表共 20 个条目,要求患者在 10 分钟内独自逐一完成,根据评定内容给出相应的分值。根据总粗分乘以 1.25 以后取整数部分即为标准分来判断抑郁程度。

4. 临床情景实例 患者,女性,45 岁,诊断为心肌梗死后出现整日情绪低落、沉默寡言 2 天,家属反映患者有轻生念头。既往无类似情况发生。家属到神经内科门诊咨询是否可行抑郁自评量表检查。

临床思维分析:抑郁自评量表强调的时间评定范围是过去一周,尽管患者有抑郁症状,但症状出现仅 2 天,既往无类似症状,故暂时不行抑郁自评量表检查。

(詹淑琴)

第 十 八 章

焦虑自评量表
Self-Rating Anxiety Scale Examination

一、适应证

适用于具有焦虑症状的成年人。

二、禁忌证

严重智力缺陷、精神分裂症发作期等不配合检查者。

三、标准操作规程

见表 18-1。

表 18-1　焦虑自评量表检查标准操作规程

准备	医师准备:穿工作服,洗手
	测评室环境整洁、安全、舒适,排除可能干扰患者测评的噪音、光线和气氛因素
	核对患者信息,如姓名、床号/住院号/门诊号
	用物准备:焦虑自评量表(详见表 18-2),铅笔
操作过程	向患者解释说明本量表测量目的、用途[1]、项目内容[2]及作答要求[3]
	评定量表填表之前,填写患者的一般背景资料,如姓名、年龄、性别、职业、通信地址及基础疾病等
	交代填表说明:量表有 20 个条目,需仔细阅读每一条,每一条文字后有四级评分[4]
	指导患者逐一完成量表作答
	提醒患者不要漏项或一个项目上画两个"√"
	评定结束时,应仔细检查一下自评结果,确认量表合格
	回收量表,先把 20 个题目综合相加,得出总粗分
	用总粗分乘以 1.25 以后取整数部分,即为标准分
	根据标准分评定患者焦虑程度[5],标准分与焦虑症状的严重程度的关系如下:SAS标准分的分界值为 50 分,其中 50~59 分为轻度焦虑,60~69 分为中度焦虑,70 分及以上为重度焦虑
	告知患者评定结果

表 18-2　焦虑自评量表（SAS）

姓名：　　　　性别：　　　　年龄：　　　　记录日期：　　　　评分：
职业：　　　　住院 / 门诊号：　　　　　　住址：

评定内容	评定等级			
	没有或 很少时间	少部分 时间	相当多 时间	绝大多 数时间
(1)我觉得比平常容易紧张和着急	1	2	3	4
(2)我无缘无故地感到害怕	1	2	3	4
(3)我容易心里烦乱或觉得惊恐	1	2	3	4
(4)我觉得我可能将要发疯	1	2	3	4
(5)我觉得一切都很好,也不会发生什么不幸	4	3	2	1
(6)我手脚发抖打战	1	2	3	4
(7)我因为头痛,颈痛和背痛而苦恼	1	2	3	4
(8)我感觉容易衰弱和疲乏	1	2	3	4
(9)我觉得心平气和,并且容易安静坐着	4	3	2	1
(10)我觉得心跳很快	1	2	3	4
(11)我因为一阵阵头晕而苦恼	1	2	3	4
(12)我有晕倒发作或觉得要晕倒似的	1	2	3	4
(13)我呼气吸气都感到很容易	4	3	2	1
(14)我手脚麻木和刺痛	1	2	3	4
(15)我因为胃痛和消化不良而苦恼	1	2	3	4
(16)我常常要小便	1	2	3	4
(17)我的手常常是干燥温暖的	4	3	2	1
(18)我脸红发热	1	2	3	4
(19)我容易入睡并且一夜睡得很好	4	3	2	1
(20)我做噩梦	1	2	3	4

疑点导航:

1. 焦虑量表主要分为评定一般焦虑症状严重程度的量表和专门用于具体某一种焦虑症的量表。焦虑自评量由华裔教授 Zung 编制(1971),属于一般焦虑症状严重程度的评定量表,评定不需要经过训练的专业人员,能较准确地反映有焦虑倾向患者的主观感受,已成为咨询门诊中了解焦虑症状的一种高效、简便、易于分析的主要自评工具。

2. 由 20 个问题组成，每一个问题代表着焦虑症的一个症状特点。

3. 要求评定对象 10 分钟内自行逐条完成评定内容，文化低、不能理解或看不懂 SAS 的内容，可由工作人员代念，让评定对象独自做出决定。评定时间范围为过去 1 周。

4. 按照 SAS 症状出现频度评定，分为 4 个等级：没有或很少时间，少部分时间，相当多时间，绝大部分或全部时间。若为正向评分，依次评为粗分 1、2、3、4 分；反向评分题（第 5、9、13、17、19）则评为 4、3、2、1 分。在分数栏 1~4 分的分数下画"√"。

5. 该量表主要用于疗效评估，不能用于诊断。经过量表评估有不同程度的焦虑后，指导患者到精神科门诊进行进一步的检查、评估。

四、临床情景实例与临床思维分析

1. **临床情景实例**　患者，男性，50 岁，入睡困难、心悸、呼吸困难 4 月就诊，已完成焦虑量表项目检查。患者绝大多数时间觉得比平时更紧张，绝大多数时间无缘无故地感到害怕，相当多时间容易心里烦乱，少部分时间觉得可能将要发疯，没有觉得幸运，少部分时间手脚发抖打战，绝大多数时间因头痛苦恼，相当多时间感觉容易疲乏，没有觉得心平气和，相当多时间觉得心跳得快，少部分时间头昏，少部分时间觉得要晕倒似的，少部分时间呼气吸气都感到很容易，少部分时间手脚麻木和刺痛，少部分时间因胃痛和消化不良而苦恼，少部分时间常常要小便，少部分时间手是干燥温暖的，少部分时间面部潮红，偶尔容易入睡并且一夜睡得很好，相当多时间做噩梦。请给出 SAS 评分并评估焦虑程度。

临床思维分析：量表有 20 条，每一条文字后有四级评分，1~4 分别表示：没有或偶尔；有时；经常；总是如此。根据题干患者项目总分为 58 分，总分乘以 1.25 以后取整数部分则为标准分，标准分为 72 分，根据标准得分评定患者焦虑程度，其中 50~59 分为轻度焦虑，60~69 分为中度焦虑，70 分及以上为重度焦虑，故该患者为重度焦虑，建议到精神科就诊。

2. 临床情景实例

（1）患者，女性，40 岁，心烦意乱、紧张、失眠 3 月神经内科门诊就诊。体格检查：无神经系统阳性体征。曾多次到医院就诊检查结果未提示器质性病变，根据目前情况请选择适当的焦虑量表在门诊给患者行焦虑评分。

（2）该患者已顺利完成焦虑自评量表评分，20 个题目总粗分是 45 分，请根据标准得分评定患者焦虑程度。

临床思维分析：患者临床体格检查和实验室检查结果未提示器质性病变

者,并有心烦意乱、紧张、失眠的焦虑表现,应选择评定一般焦虑症状严重程度的量表。焦虑自评量表(SAS)属于这一类量表,且简单、高效、易于分析。用粗分总分乘以 1.25 以后取整数部分,就得到标准分。即 45×1.25=56.25,取整数分数为 56 分,在 50~59 分之间,属于轻度焦虑。

3. **临床情景实例**

(1) 患者,女性,45 岁,反复头痛伴紧张 5 年门诊就诊。曾诊断为"偏头痛"。近半年来自觉头痛发作频率及持续时间较前明显加重,服用"非甾体类及曲普坦类药物"效果不佳,并伴有阵发性头晕、胸闷、心悸、呼吸困难,情绪容易紧张。体格检查:神经系统检查未见阳性体征。多次检查心肌酶、肌钙蛋白、动态心电图、心电图平板运动试验、肺部 CT、肺功能、头 MRI,头颈 CTA、冠脉造影检查均正常。请根据目前情况指导患者完成焦虑自评量表检查。

(2) 评分结果:粗总分为 50 分,请给出标准得分并判定焦虑程度。

临床思维分析:患者主诉症状较多,但相应辅助检查均正常,神经系统检查正常,目前服用治疗偏头痛药物效果不佳,考虑患者偏头痛合并焦虑症状,故指导患者完成焦虑自评量表检查。要求患者在 10 分钟内独自逐条完成评定内容,评定时不受旁人影响,不遗漏评定项目。评定时间范围至少是过去 1 周的情况。患者粗总分为 50 分,用粗分总分乘以 1.25 以后取整数部分,就得到标准分。即 50×1.25=62.5,取整数部分,即为 62 分,为中度焦虑。

4. **临床情景实例**

(1) 患者,女性,60 岁,失眠、全身乏力、心悸半年就诊,需行焦虑自评量表评分,但患者为文盲,请指导患者完成该项检查。

(2) 若患者总粗分是 54 分,请根据标准得分评定患者焦虑程度。

临床思维分析:患者是文盲,可以由工作人员代念,再由患者独自判定轻重程度。用粗分总分乘以 1.25 以后取整数部分,就得到标准分。即 54×1.25=67.5,67 分以上为中度焦虑。

(詹淑琴)

第十九章

简易智力状态检查量表
Mini-Mental State Examination（MMSE）

一、适应证

适用于任何疑似或有明确认知功能下降的人群,如社区人群中痴呆的筛选以及痴呆治疗后的评价等。

二、禁忌证

不配合检查者。

三、标准操作规程

见表 19-1。

表 19-1　简易智力状态检查标准操作规程

准备	医师准备:穿工作服,洗手
	测评室环境整洁、安全、安静、舒适,排除可能干扰患者认知和注意力的因素
	核对患者信息,如姓名、床号/住院号/门诊号
	用物准备:简易精神状态检查表(详见表 19-2),铅笔
操作过程	向患者解释说明本量表测量用途[1]、项目内容[2]及作答要求[3]
	评定量表填表之前,应填写患者的一般背景资料,如姓名、年龄、性别、文化程度、通信地址等
	交代测评方法:向患者直接询问的方法
	交代评分说明:MMSE 由 19 个大项 30 个小项组成,每小项问答正确记"1",错误记"5",拒绝回答记"9",说不会记"7"
	指导患者逐一完成量表作答
	测试评估完成后,回收量表,计算总分[4]
	根据总分及受教育程度初步进行痴呆判断: 最高得分为 30 分,分数在 27~30 分为正常,分数 <27 分为有认知功能障碍 痴呆划分标准:文盲≤17 分,小学程度≤20 分,中学程度(包括中专)≤22 分,大学程度(包括大专)≤23 分
	告知评定结果

表 19-2 简易智力状态检查（MMSE）

姓名： 性别： 年龄： 记录日期： 总分：

文化程度： 住院/门诊号： 住址：

检查内容		评分	
		对	错
(1)现在是哪一年?		1	5
(2)现在是什么季节?		1	5
(3)今天是几号?[5]		1	5
(4)今天是星期几?[6]		1	5
(5)现在是几月份?		1	5
(6)你现在在哪一省(市)?		1	5
(7)你现在在哪一县(区)?		1	5
(8)你现在在哪一乡(镇、街道)?		1	5
(9)你现在在哪一层楼上?		1	5
(10)这里是什么地方?		1	5
(11)我告诉您三样东西,在我说完之后请重复一遍他们的名字,"皮球""国旗""树木",请您记住,一会儿我还要你回忆出他们的名字来[7],请您把这三样东西说一篇[7]	皮球	1	5
	国旗	1	5
	树木	1	5
(12)请您从100减去7,然后从所得的数目再减去7,直至我让你停止[8]	100-7=?	1	5
	-7=?	1	5
	-7=?	1	5
	-7=?	1	5
	-7=?	1	5
(13)现在请您说出刚才我让你记住的三种东西的名字		1	5
(14)	(出示手表)这个东西叫什么名字?	1	5
	(出示钢笔)这个东西叫什么名字?	1	5
(15)请您跟我说"四十四只石狮子"[9]		1	5
(16)将卡片1交给被检查者,让其念这句话,并按照上面的意思去做[10]		1	5
(17)我给您一张纸,请您按我说的去做,现在开始[11]	"用右手拿着纸张"	1	5
	"两只手将纸张对折起来"	1	5
	"放在您的左腿上"	1	5

续表

检查内容	评分	
	对	错
(18)请您给我写(说)一句完整的、有意义的句子[12]	1	5
(19)(出示卡片2)请您按照这个样子把它画下来[13]	1	5

卡片1　　请闭上您的眼睛

卡片2

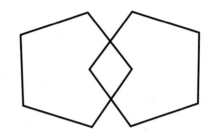

疑点导航：

1. 本量表是1975年由Folstein编制，是最具影响力的认知缺损筛选工具。此表操作简单，用于疑有认知缺损的老年人(包括正常人和各类精神病患者)的智力状态和认知缺损程度的检查及诊断；主要用于初筛，检出需要进一步诊断的对象，不能用于痴呆的鉴别诊断。

2. 本量表包括19个项目(包括30个小项)。项目1~10为定向力检查，其中项目1~5是时间定向，6~10为地点定向；项目11为语言即刻记忆力检查；项目12为注意力和计算力检查；项目13为短时记忆力检查；项目14为物体命名；项目15为语言复述；项目16为阅读理解；项目17为语言理解；项目18原版本为写一个句子，考虑到中国老年人的教育程度，也可改为说一个句子，用于检测言语表达能力；项目19为图形描画是检查结构能力。

3. 采用直接询问被检查者的方法，让其独自回答，不受外界干扰；老年人容易灰心或放弃，应注意给予鼓励；要求5~10分钟完成。

4. 30个小项，每个小项正确记1分，总分最高分为30分。统计总分时只计算回答正确(记分为"1")的项目或小项，错误、拒绝回答、说不会的记分均不纳入总分。

5. 日期误差1天算正常。

6. 星期误差1天算正常。

7. 项目11为语言即刻记忆检查，只允许主试者讲一遍。不要求被试按物品次序回答。如第一遍有错误，先记分。然后再告诉被试错在哪里，并再请他回忆,直至正确,但最多只能"学习"5次,目的是为检查项目13做准备。

8. 要求患者从100连续减7,每错一次扣一分。同时检查被试的注意力,故不要重复被试者的答案,不得用笔算。

9. 是检查语言复述能力,只需说一篇,只有正确、咬字清楚才计1分。

10. 阅读理解:准备一白纸用粗体大字写"请闭上眼睛",请患者先朗读一遍,然后要求患者按纸写命令去做。患者能闭上双眼给一分。

11. 操作要求次序要准确。

12. 句子应有主语和谓语,必须有意义,能被人理解,文法和标点符号不强作要求。

13. 只有绘出两个五边形的图案,交叉处形成1个小四边形,才算对,计1分。

四、临床情景实例与临床思维分析

1. 临床情景实例

(1) 患者,男性,60岁,记忆力进行性下降1年门诊就诊。体格检查:神志清楚,言语流利,记忆力、理解力、定向力均下降,口角不歪,伸舌居中,四肢肌力5级,肌张力正常,腱反射(++),双巴氏征(−)。请选择适当的量表在门诊为患者行认知功能初筛检查。

(2) 若患者MMSE评分为20分,小学文化。请根据MMSE评分判断认知障碍程度。

(3) 若患者MMSE评分为20分,文化程度为文盲。请根据MMSE评分判断认知障碍程度。

(4) 若患者MMSE评分为20分,大学文化。请根据MMSE评分判断认知障碍程度。

临床思维分析:患者年龄大,有记忆力下降,存在认知功能障碍,体格检查除高级智能改变外无其他神经系统定位体征,首先应选择MMSE量表进行评分检查。痴呆评分判定标准:文盲≤17分,小学程度≤20分,中学程度(包括中专)≤22分,大学程度(包括大专)≤23分,患者MMSE评分为20分,文化程度为小学或大学都可判定为痴呆;若患者为文盲,评分大于17分但小于27分认为有认知功能障碍但无痴呆。

2. 临床情景实例
患者,男性,65岁,中学文化,记忆力进行性下降6月门诊就诊。体格检查:神志清楚,言语流利,计算力、记忆力减退,口角不歪,伸舌居中,四肢肌力5级,肌张力正常,腱反射(++),双巴氏征(−)。MMSE量表结果发现注意力和计算力检查(项目12)回答正确数2个(100−7=93−7=86−7=?),短时记忆力检查(项目13)回忆正确数为1个(皮球),其余17个项目检查包括定向力(时间和地点)、语言即刻记忆力、物体命名、语言复述能力、阅读理解力、语言理解、语言表达力、绘图能力检查均正确。请给出患者 MMSE 评分并判断认知障碍程度。

临床思维分析:根据 MMSE 量表进行统分,总分 30 分,计算力有 5 个小项目(共 5 分),答对两个记 2 分;短时记忆力检查包括 3 个小项目(共 3 分),1 个正确记 1 分,其余项目正确不扣分,故该患者 MMSE 总分为 25 分。患者为中心文化只有当 MMSE≤20 分时才判定痴呆,患者 MMSE 评分未达到此标准但 <27 分,故目前考虑轻度认知功能障碍。

3. **临床情景实例** 患者,男性,75 岁,文盲,记忆力进行性下降 2 年门诊就诊。体格检查:神志清楚,言语流利,高级智能检查减退,口角不歪,伸舌居中,四肢肌力 5 级,肌张力正常,腱反射(++),双巴氏征(−)。MMSE 量表结果发现定向力检查(项目 1~10)回答正确数为 3 个,注意力和计算力检查(项目12)回答正确数 1 个(100−7=93−7=?),短时记忆力检查(项目 13)回忆正确数为 1 个(皮球),语言即刻记忆力(项目 11)和语言复述(项目 15)完全正确,其余项目(项目 14、16~19)包括物体命名、阅读理解力、语言理解、语言表达力、绘图能力检查结果或为答错、或为不回答、或为说不会。请给出患者 MMSE 评分并判断认知障碍程度。

临床思维分析:MMSE 量表检查包括 19 项(30 个小项),每个小项正确记 1 分,总分最高分为 30 分。统计总分时只计算回答正确的项目(记分为"1"的小项),回答错误、拒绝回答、说不会的记分均不纳入总分。故该患者 MMSE 评分为 9 分,考虑为痴呆。

(袁 梅)

第二十章

急性缺血性脑卒中静脉溶栓
Intravenous Thrombolysis for Acute Ischemic Stroke

一、适应证

1. 发病 <4.5 小时阿替普酶(rt-PA)溶栓适应证

(1) 诊断为缺血性脑卒中,伴随有临床意义的神经功能缺损。

(2) 在开始治疗之前症状发生 <4.5 小时。

(3) 年龄≥18 岁。

(4) 患者或家属签署知情同意书。

2. 发病 6 小时内尿激酶溶栓的适应证

(1) 有缺血性脑卒中导致的神经功能缺损症状。

(2) 症状出现 <6 小时。

(3) 年龄 18~80 岁。

(4) 意识清楚或嗜睡。

(5) 脑 CT 无明显早期脑梗死低密度改变。

(6) 患者或家属签署知情同意书。

二、禁忌证

1. 发病 <4.5 小时 rt-PA 溶栓以及 <6 小时尿激酶溶栓的禁忌证

(1) 最近 3 个月内有明显的头部创伤或脑卒中。

(2) 可疑蛛网膜下腔出血。

(3) 最近 7 天内有不可压迫部位的动脉穿刺。

(4) 既往有颅内出血史。

(5) 颅内肿瘤、动静脉畸形、动脉瘤。

(6) 近期颅内或椎管内手术史。

(7) 未控制的血压升高(收缩压≥180mmHg 或舒张压≥110mmHg)。

(8) 活动性内出血。

(9) 有出血倾向,包括但不限于血小板计数 $<100 \times 10^9/L$。

(10) 最近 48 小时内接受肝素治疗,活化部分凝血活酶时间(APTT)高于正常范围的上限。

（11）正在口服抗凝剂，国际标准化比值（INR）>1.7 或凝血酶原时间（PT）>15 秒。

（12）正在使用直接凝血酶抑制剂或直接因子Ⅹa 抑制剂，敏感的实验室指标升高（如活化部分凝血活酶时间、国际标准化比值、血小板计数 <100×10⁹/L、蛇静脉酶凝结时间、凝血酶时间或恰当的Ⅹa 因子活性测定等）。

（13）血糖水平 <2.7mmol/L。

（14）CT 提示有多脑叶梗死（低密度范围 >1/3 大脑半球）。

2. 发病 <3 小时 rt-PA 溶栓相对禁忌证

以下情况需要谨慎考虑和权衡溶栓的风险与获益，虽然存在以下一项或多项相对禁忌证，但并非绝对不能溶栓。

（1）轻型卒中或症状快速改善的卒中。

（2）癫痫发作后出现的神经功能损害症状。

（3）最近 14 天内大手术或严重创伤。

（4）最近 21 天内胃肠道或泌尿系统出血。

（5）近 3 月内有心肌梗死史。

（6）妊娠。

3. 发病 3~4.5 小时 rt-PA 溶栓相对禁忌证：

在发病 <3 小时 rt-PA 溶栓相对禁忌证的基础上补充以下条款

（1）年龄 >80 岁。

（2）严重脑卒中（NIHSS 评分 >25 分）。

（3）口服抗凝剂，不考虑 INR 数值如何。

（4）有糖尿病史和缺血性脑卒中史。

三、标准操作规程

见表 20-1。

表 20-1　急性缺血性脑卒中静脉溶栓标准操作规程

	医师准备：穿工作服，戴口罩、帽子，洗手
	患者入住 ICU 或卒中病房，予以吸氧、心电监护、无创血压监护、建立外周静脉通路[1]，常规护理
准备	核对床号、姓名，询问病史，确定起病时间[2]，询问药物过敏史及近期用药史[3]，嘱患者排尿，避免导尿和留置胃管[4]
	测血压[5]、脉搏、体重，GCS（格拉斯哥）评分，NIHSS 评分

111

准备	血常规、凝血功能、血糖、电解质、心电图、急诊头颅 CT 等检查核对适应证、禁忌证，核查入选 / 排除标准 [6]
	知情同意并签字
	用物准备：溶栓药物 [7]，0.9% 氯化钠注射液，抗过敏药物，注射器，无菌棉签，络合碘，无菌盘，锐器盒
操作过程	根据体重及选用溶栓药物种类，计算药物量 [8]
	配制药物
	双人核对并携带至床旁
	再次认真查对患者信息，如床号、姓名、性别、手腕带
	接留置针注射，或滴注，或输液泵输注溶栓药物 [9]
	根据需要调节输注药物速度
	观察并询问用药后反应。用药过程中如有严重不适或反应 [10]，立即停药，核查药物，监测 T、R、BP、HR、NIHSS，必要时复查 CT，并行相应处理
	溶栓开始后监测血压每 15 分钟一次，连续监测 2 小时；其后每 30 分钟一次连续 6 小时；其后每 60 分钟一次 × 16 小时（共 24 小时）
	溶栓开始后监测神经功能状态 NIHSS 评分每 15 分钟一次，连续监测 2 小时；其后每 30 分钟一次连续 6 小时；其后每 60 分钟一次 × 16 小时（共 24 小时）
	溶栓开始后监测脉搏和呼吸每 1 小时一次连续监测 12 小时；其后每 2 小时一次连续 12 小时
	溶栓后 24 小时后复查头部 CT，如无禁忌开始使用阿司匹林 100mg/d 维持
	溶栓后 7 天、14 天、30 天、90 天评估 NIHSS 评分

疑点导航：

1. 开放肘正中静脉两条输液通道，静脉留置针（22 号）；切忌为取血化验反复穿刺、密切监测血压、溶栓后 24 小时尽量避免深静脉穿刺、中心静脉置管、动脉穿刺和肌内注射。

2. 起病时间定义为目击症状发生的时间；若症状发生时无目击证人则为最后所知正常的时间。

3. 溶栓治疗 24 小时内避免使用阿司匹林等抗血小板聚集药物。

4. 溶栓患者溶栓治疗时或结束后 30 分钟内尽量避免留置导尿管等有创性操作，以防止发生尿路出血；溶栓后 24 小时内尽量避免留置鼻饲管。

5. 对血压的要求和处理　溶栓前，收缩压 >180 或舒张压 >100，可以选用拉贝洛尔 10~20mg,静脉注射,1~2 分钟,每 10 分钟可重复或加倍使用,最大剂量 300mg。溶栓中和溶栓后,收缩压 180~230 或舒张压 >121~140 可以选择拉贝洛尔 10~20mg,静脉注射,1~2 分钟,每 10 分钟可重复或加倍使用,最大剂量 300mg;或者尼卡地平 5mg/h 静滴,每 5 分钟增加 2.5mg/h 直至最大剂量 15mg/h,如血压还未控制,再考虑用硝普钠,可以选用静滴硝普钠 0.5μg/(kg·min),直至理想血压。在溶栓开始前应注意测量患者双上肢血压及双侧足背动脉搏动,排除动脉夹层可能。

6. 为了缩短溶栓开始的时间,没有血液系统疾病等禁忌证病史的患者,只需具有头部 CT、快速血糖、心电图的结果即可,无需等待其他血液化验结果。

7. 根据医院条件及患者情况选择合适的溶栓药物,目前国内选用溶栓药物为 rt-PA 和尿激酶,rt-PA 是国内外治疗指南中以 A 级推荐的首选溶栓药物,只有中国批准使用尿激酶用于缺血性脑卒中的溶栓治疗。而链激酶高的出血并发症和不良预后被国际上摒弃。

8. 选择 rt-PA,以 0.9mg/kg,根据千克体重计算静脉用药量,最大剂量为 90mg;选用尿激酶方法为:尿激酶 100 万~150 万 IU,溶于 100~200ml 生理盐水。

9. 选择 rt-PA,其中 10% 在最初 1 分钟内静脉推注,其余持续静脉滴注 1 小时;选择尿激酶持续静脉滴注 30 分钟。

10. 治疗中患者出现严重的头痛、突发血压升高(BP >185/110mmHg 持续存在)、恶心、呕吐、过敏反应、显著的低血压、舌源性肿胀、意识水平下降(GCS 眼 / 运动项评分下降 2 分),病情加重(NIHSS 增加 >4 分)、严重的全身出血(胃肠道或腹腔内脏出血等)时立即停药。

四、常见并发症及处理

1. 药物过敏　溶栓药物 rt-PA 和尿激酶发生过敏反应可能性极低,一旦考虑出现药物过敏反应立即停止给药,给予吸氧,监测生命体征,保持呼吸道通畅,必要时可予以气管插管或气管切开避免窒息;若出现有皮疹、瘙痒等症状但生命体征平稳,应用抗组胺类药物、钙剂或地塞米松治疗;若出现过敏性休克应立即皮下注射 0.1% 盐酸肾上腺素 0.5~1ml,小儿酌减,建立静脉通道,迅速补充血容量;呼吸心搏骤停者,应立即进行心肺复苏。

2. 颅内出血(脑实质血肿、梗死灶继发性出血)　分为症状性脑出血和无症状脑出血。症状性脑出血定义有两种,ECASS3 研究定义为溶栓后美国国立卫生研究院卒中量表(NIHSS)评分下降≥4 分或 36 小时死亡合并实质性血肿;NINDS 研究的定义为影像学上证实颅内出血并伴与出血有关的临床症状恶化。无症状性脑出血定义:出血后不伴神经系统症状的恶化。预防出血并发症最好的方法是对患者进行严格选择、给予积极的辅助治疗,尤其是密切监护及早期控制高血压。溶栓后无症状性脑出血治疗没有特殊建议,预后相对较好。溶栓后症状性脑出血预后差,整体预后不良。溶栓后症状性脑出血患者的治疗包括:立即停止溶栓,控制血压,即刻复查 CT,复查血常规和凝血功能,根据情况给予新鲜血浆、血小板或冷沉淀物等补充凝血因子。颅内大量出血可考虑血肿穿刺或外科手术治疗。对需要抗栓治疗的患者,可于出血转化病情稳定后 10 天～数周开始抗栓治疗。

3. **身体其他部位出血**　重在预防,溶栓前排查可能发生出血的情况,溶栓前和溶栓后短期内避免导尿、留置胃管、深部穿刺及深静脉置管等操作;发生后予以对症治疗,输注新鲜血浆、血小板或冷沉淀物等补充凝血因子,加强监护。

4. **致命性再灌注损伤和脑水肿**　针对再灌注损伤,加强脑保护治疗,如改善能量代谢,清除氧自由基,防治酸中毒的发生和加重。

5. **溶栓后再闭塞**　溶栓前后的抗栓治疗成为解决再闭塞的主要措施,阿司匹林仍然是抗栓治疗的一线药物,但应注意应用的时间窗。溶栓后的低分子肝素抗凝,一般应在停用溶栓药物 24 小时后进行。

6. **血管源性水肿**　是 rt-PA 治疗后的罕见并发症,临床通常首先表现为半侧舌体水肿,然后波及对侧,甚至造成急性上呼吸道梗阻,通常 24 小时可消退。诱发因素包括使用血管紧张素转化酶抑制剂类降压药或 CT 显示岛叶和额叶受累。治疗可采用类固醇激素和抗组胺药物,症状严重者需紧急气管插管或切开,人工呼吸机辅助通气等抢救。

五、临床情景实例与临床思维分析

1. **临床情景实例**　患者,男性,60 岁,突发右侧肢体无力 5 小时入院。既往有高血压病史,否认其他疾病病史,无手术、外伤病史。体格检查:血压 160/90mmHg,神志清楚,构音障碍,口角左歪,伸舌右偏,右侧肢体肌力 3 级,右侧肢体痛触觉减退,右侧巴氏征(+)。随机血糖 7.0mmol/L,血常规、凝血功能正常,头部 CT 平扫检查未见明显异常。请给予下一步治疗。

临床思维分析:根据患者起病形式、症状体征及头 CT 检查结果急性缺血性脑卒中诊断明确,患者发病时间 <6 小时,年龄 <80 岁均为尿激酶溶栓适应证;且无手术、外伤病史,除高血压外无其他疾病病史,血常规、凝血功能正常,血压、血糖均符合溶栓条件,无静脉溶栓禁忌证。若家属同意可立即予以尿激酶静脉溶栓治疗;若患者家属不同意溶栓则立即启动抗血小板聚集治疗。

2. **临床情景实例**

(1) 患者,女性,58 岁,突发左侧肢体无力、言语不清 1 小时入院。既往有高血压病病史,否认其他疾病病史,无外伤、手术病史。体格检查:血压220/110mmHg,神志清楚,构音障碍,双瞳孔等大等圆,直径约 3mm,光反射灵敏,口角右歪,伸舌左偏,左侧肢体肌力 3 级,肌张力降低,腱反射(+),右侧肢体肌力、肌张力及腱反射正常,左侧肢体痛触觉减退,左侧巴氏征(+)。头颅CT 检查未见明显异常。血常规、凝血功能正常。随机血糖 7.6mmol/L。请立即给予下一步治疗。

(2) 经处理后,血压 160/90mmHg,请继续处理。

(3) 若患者在使用 rt-PA 过程中出舌、唇的水肿,请分析可能的原因并予以相关处理。

(4) 患者溶栓后 3 小时患者突然出现意识障碍、喷射性呕吐、肢体无力症状加重,请分析可能的原因并予以处理。

临床思维分析:①患者年龄 >18 岁,发病时间 <3 小时,有明确的神经功能缺损表现(偏侧肢体无力和言语不清),血常规及凝血功能正常,无手术外伤病史,除高血压外无其他疾病病史,均为静脉溶栓适应证,但患者血压 220/110mmHg,是溶栓禁忌证。应立即选择降压药如泵入拉贝洛尔、尼卡地平等静脉降压治疗,将血压控制到 180/100mmHg 以下。②经处理后血压160/90mmHg,此时立即启动 rt-PA 静脉溶栓治疗。③患者在使用 rt-PA 过程中出舌、唇的水肿,考虑 rt-PA 相关的血管源性水肿,应立即停止 rt-PA 的使用。治疗可采用类固醇激素和抗组胺药物,症状严重者需紧急气管插管或切开,人工呼吸机辅助通气等抢救。④患者溶栓后 3 小时患者突然出现意识障碍、喷射性呕吐、肢体无力症状加重,考虑颅内出血可能。立即停止溶栓,进行NIHSS 评分,控制血压,即刻复查 CT,复查血常规和凝血功能,根据情况给予新鲜血浆、血小板或冷沉淀物等补充凝血因子。颅内大量出血可考虑血肿穿刺或外科手术治疗。

3. **临床情景实例**　患者,女性,16 岁,突发左侧肢体麻木无力 1 小时入院。既往有心脏卵圆孔未闭病史。否认其他疾病病史,无手术外伤病史。体格检查:神志清楚,构音障碍,双瞳孔等大等圆,直径约 3mm,光反射灵敏,双眼右侧凝视,口角右歪,伸舌左偏,左侧肢体肌力 0 级,肌张力降低,腱反射未引出,右侧肢体肌力、肌张力及腱反射正常,左侧肢体痛触觉减退,左侧巴氏征(+)。头颅CT 检查未见明显异常。头部 CT 检查未见明显异常。请立即给予下一步治疗。

临床思维分析:综合患者起病形式、病史、症状体征及头 CT 检查结果考虑急性缺血性脑卒中。尽管患者在溶栓时间窗,且无禁忌证,但患者年龄 16 岁,不属于静脉溶栓适应证人群。应立即启动抗血小板聚集治疗。

4. **临床情景实例**　患者,男性,50 岁,突发一过性肢体抽搐伴右侧肢体无力 1 小时入院。既往有"癫痫"病史。否认其他疾病病史,无手术外伤病史。

体格检查:神志清楚,言语流利,双瞳孔等大等圆,直径约 3mm,光反射灵敏,口角轻度左歪,伸舌居中,右侧侧肢体肌力 4 级,左侧肢体肌力 5 级,四肢肌张力及腱反射正常,感觉检查无异常,双侧巴氏征(-)。头颅 CT 检查未见明显异常。血常规、凝血功能正常。请与患者沟通静脉溶栓治疗。

　　临床思维分析:该患者可能为癫痫发作后所致的神经功能缺损,在有条件的单位可立即完善头 MRI+DWI 检查,明确是否有新发脑梗死病灶从而与之鉴别,若明确为新发脑梗死所致立即予以静脉溶栓治疗;若无法确定,则告知患者及家属癫痫所致神经功能缺损属于静脉溶栓相对禁忌证,而不是绝对禁忌,告知家属溶栓风险,若家属签字同意后方可溶栓。

　　5. **临床情景实例**　　患者,女性,65 岁,反复发作性左侧肢体麻木无力 3 天就诊。每次症状持续约 1 小时后症状完全消失,诊断为短暂性脑缺血发作,联合服阿司匹林和氯吡格雷治疗患者仍有间歇发作。2 小时前患者再次出现左侧肢体麻木无力,目前症状未恢复正常。既往有高血压、糖尿病病史,否认其他疾病病史,无手术外伤病史。体格检查:神志清楚,构音障碍,双瞳孔等大等圆,直径约 3mm,光反射灵敏,口角右歪,伸舌左偏,左侧肢体肌力 3 级,肌张力降低,腱反射(+),右侧肢体肌力、肌张力及腱反射正常,左侧肢体痛触觉减退,左侧巴氏征(+)。立即行头 MRI+DWI 未发现新发脑梗死病灶。请予以继续治疗。

　　临床思维分析:患者已予以联合抗血小板聚集治疗仍有肢体无力发作,行头 MRI+DWI 未发现新发脑梗死病灶,故目前诊断仍考虑短暂性脑缺血发作。患者反复出现短暂性脑缺血发作,予以双联抗血小板聚集治疗不能控制的情况,则可考虑选择静脉溶栓治疗。

　　6. **临床情景实例**　　患者,男性,40 岁,突发左侧肢体麻木无力 2 小时入院。既往有"风心病、房颤"病史,长期服用"华法林"治疗。否认其他疾病病史,无手术外伤病史。体格检查:神志清楚,构音障碍,双瞳孔等大等圆,直径约 3mm,光反射灵敏,口角右歪,伸舌左偏,左侧肢体肌力 2 级,肌张力降低,腱反射(+),右侧肢体肌力、肌张力及腱反射正常,左侧肢体痛触觉减退,左侧巴氏征(+)。头部 CT 检查未见明显异常。请予以下一步治疗。

　　临床思维分析:患者口服抗凝剂不属于溶栓禁忌,但应检查凝血功能,若国际标准化比值(INR)>1.7 或凝血酶原时间(PT)>15 秒则为溶栓禁忌,此时立即启动抗血小板聚集治疗;反之若无其他溶栓禁忌则立即启动静脉溶栓治疗。

　　7. **临床情景实例**　　患者,女性,62 岁,突发意识障碍 1 小时入院。体格检查:浅昏迷,双眼向左侧凝视,右侧肢体肌力 0 级,右侧巴氏征(+)。头部 CT 检查发现左侧大脑中动脉高密度征。请与患者家属沟通静脉溶栓治疗事宜。

　　临床思维分析:患者诊断为大面积脑梗死,静脉溶栓出血风险高,效果差,属于静脉溶栓禁忌证。可考虑血管内机械取栓或抗血小板聚集治疗。

8. **临床情景实例**　患者,男性,50岁,突发右侧肢体无力1小时入院。既往有"颅内动脉瘤"病史,未治疗。否认其他疾病病史,无手术外伤病史。体格检查发现右侧中枢性面舌瘫,右侧肢体肌力0级,右侧肢体痛触觉减退,右侧巴氏征(+)。随机血糖、血常规、凝血功能正常。头部CT平扫检查未见明显异常。请给予下一步治疗。

临床思维分析:患者符合静脉溶栓适应证,但患者有颅内动脉瘤病史,此项属于静脉溶栓禁忌证,不能选择静脉溶栓治疗,应立即启动抗血小板聚集治疗。

9. **临床情景实例**　患者,男性,85岁,突发左侧肢体无力5小时入院。既往2月前有"脑梗死"病史,遗留左侧肢体乏力。体格检查:神志清楚,构音障碍,口角右歪,伸舌左偏,左侧肢体肌力0级,左侧肢体痛触觉减退,左侧巴氏征(+)。头部CT平扫检查未见明显异常。请予以静脉溶栓治疗。

临床思维分析:患者脑梗死诊断明确,但近3月有脑卒中病史,属于静脉溶栓禁忌,不能溶栓治疗,立即启动抗血小板聚集治疗。

10. **临床情景实例**　患者,女性,30岁,孕28周,突发言语不清、右侧肢体无力1.5小时入院。既往身体健康,无手术、外伤病史。体格检查:神志清楚,构音障碍,口角左歪,伸舌右偏,右侧肢体肌力2级,右侧肢体痛触觉减退,右侧巴氏征(+)。头部CT平扫检查未见明显异常。随机血糖6.0mmol/L,血常规、凝血功能正常。请与患者及家属沟通是否予以静脉溶栓治疗。

临床思维分析:根据题干可知患者符合静脉溶栓适应证,无静脉溶栓绝对禁忌证,但妊娠属于溶栓相对禁忌,告知患者及家属溶栓可能出现出血、致畸等风险性,若患者及家属签字同意溶栓则可予以静脉溶栓治疗;若不同意溶栓立即启动抗血小板聚集治疗。

(唐北沙　龙发青　陈勇军)

第二十一章 颅内血肿微创穿刺清除术
Intracranial Hematoma Microinvasive Craniopuncture Scavenging Technique

一、适应证

1. 脑叶出血≥30ml。
2. 基底节出血≥25ml。
3. 丘脑出血≥10ml。
4. 小脑出血≥10ml,或直径≥3cm。
5. 颅内血肿出血量虽然未达到手术指征的容积,但出现严重的神经功能障碍。

二、禁忌证

1. 脑干功能衰竭。
2. 凝血功能障碍或者有严重出血倾向。
3. 明确的颅内动脉瘤及动静脉畸形引起的血肿。

三、标准操作规程

见表 21-1。

表 21-1 颅内血肿微创穿刺清除术标准操作规程

准备	医师准备:戴口罩、帽子,洗手,穿无菌手术衣
	核对患者信息:如床号、姓名、手术部位
	知情同意并签字
	测血压、心率、呼吸、血氧饱和度[1],备皮
	用物准备:手持式充电电钻、一次性颅内血肿清除套装针[2,3]、无菌引流袋、颅内血肿穿刺包:(包括无菌巾、敷料、弯盘、量杯、剪刀、血管钳)纱布、棉球、络合碘、手套、胶布、2% 利多卡因,5ml 注射器等

操作过程	手术时间选择:病情趋于稳定,一般在 6 小时后手术
	体位:根据血肿位置选择适合体位 [4]
	穿刺点选择:根据 CT 来确定穿刺点 [5]
	消毒顺序:以穿刺点为圆心,由内向外
	消毒范围:直径 15cm 以上
	消毒 3 次,消毒不留空隙,每次范围小于前 1 次
	取颅内血肿穿刺包,检查包的有效期
	打开颅内血肿穿刺包的外层 3/4
	打开颅内血肿穿刺包的外层 1/4 及内层
	清点物品,无菌单
	打开一次性颅内血肿清除套装针具
	检查穿刺针及套管通畅性和密闭性
	核对麻醉药,正确开启
	于穿刺点行皮内、皮下肌肉和骨膜注射
	穿刺针连接电钻 [6]
	钻透颅骨、硬脑膜后,用无菌剪将与盖钻和三通针体连接的一次性外套卡箍最窄处剪断,拔出盖钻,三通针体不动,剪断限位器连接,取下限位器,将钝头塑料针芯插入三通针内,与三通针一起缓慢穿入血肿内,必要时双针引流 [7]
	拔除针芯,盖上针帽,连接引流管,接 5ml 注射器开始抽吸 [8]
	抽吸结束后予以生物酶液化 [9],接引流袋于床旁
	消毒穿刺部位,纱布覆盖胶布固定(穿刺针侧管头端和引流管接口处均需无菌纱布包扎)
	术后严密观察记录引流情况和严密监测生命体征,必要时适当镇静镇痛,定期伤口换药,引流时间一般为 3~7 天 [10]

疑点导航:

1. 颅内血肿穿刺引流需要在手术室或者符合院感要求的专用治疗室。

2. 颅内血肿微创穿刺清除术有"软通道""硬通道"两种手术方法,具体选择哪种手术方法需要根据术者的经验和对手术方法的熟悉程度选择,本文以"硬通道"为例说明。

3. 测量头皮到血肿中心的长度来确定穿刺针长度。

4. 为便于操作,一般选择侧卧位(如右侧基底节区血肿一般取左侧卧位),

额叶血肿可以选择平卧位,枕叶血肿可以选择侧卧位。

5. 通过头颅 CT,首先选择出血肿最大层面作为血肿穿刺层面(N);在血肿最大穿刺层面(N)上,选择该层面上颅内血肿的中心部位作为穿刺靶点(H);N 和 H 的交点即为穿刺点,在穿刺点上摆放标记物后再次 CT 扫描确认。

6. 将穿刺针的尾部钻轴,夹持在充电式电钻夹具头上固定,钻头垂直向上,扣动电钻,观察钻头转动,如发现钻头摆动,应重新安装,重复上述操作直至钻头转动平稳为止。

7. 双针引流　大量出血或者不规则血肿,可选择双针穿刺,进行对口冲洗引流。

8. 抽吸负压不宜过大,用 5ml 注射器以 0.5~1ml 负压,从侧管端缓慢抽吸,同时可将穿刺针头作 360 度方向旋转抽吸,抽吸量根据发病时间的不同和血肿量大小不同而异,一般首次抽吸不超过血肿量的 1/3,余下的血肿生物酶液化引流管引流。

9. 尿激酶 3 万 ~5 万 U 单位 + 生理盐水 2~3ml 或者 r-tPA 0.5~3mg+ 生理盐水 2~3ml,从针形血肿冲洗器中注入,每次注入液化剂 2~3ml 夹闭 4 小时后再开放,但在闭管 4 小时内出现病情恶化,颅内压增高表现者,应立即开放引流,查明原因,对症处理。

10. 拔针指征　血肿基本清除,无颅压增高症状;复查 CT,无明显中线结构移位及脑干受压表现;引流管与脑室相通,可有大量脑脊液被引流,如果脑脊液基本变清,可闭管 24 小时,无颅压升高者。

四、常见并发症及处理

1. 再出血

(1) 术中再出血:术中再出血原因一般为损伤血管或者脑出血未停止。应该根据出血的速度、色泽、出血量等采取不同的方法处理。小量再出血采取肾上腺素盐水(生理盐水 500ml+ 肾上腺素 1mg)冲洗止血,若出血不止或者出血量大,可以增加肾上腺素浓度,当上述方法难以止血时应当准备开颅。

(2) 硬膜外或者硬膜下出血:一般出血量少,严密观察,必要时再次手术。

(3) 拔针时再出血:拔针时打开针尾端盖帽,插入与穿刺针同型号的钝头塑料针芯,轻微旋转针体缓慢拔出,不要左右摇摆,可缓慢分段拔针,若有出血则重新置入血肿穿刺针具,按术中再出血的治疗方法处理。

2. 颅内积气　注意不要过度抽吸,少量积气无需处理,严重积气引起中线结构移位或者高颅压表现者可于积气高位钻孔抽气、引流。

3. 颅内感染　颅内血肿穿刺颅内感染极少,严格无菌操作,尽快液化清除血肿,尽早拔除穿刺针。

4. 低颅压 一般为抽吸、引流过度和长时间低位引流引起。严密观察引流量,血肿穿刺针与侧脑室相通时可以将引流管摆放高度置于双侧外耳道假想连线上 10~15cm。

5. 脑脊液漏 罕见,若发生参照侧脑室穿刺引流脑脊液漏处理。

五、临床情景实例与临床思维分析

1. 临床情景实例 患者,男性,55 岁,右侧肢体乏力 6 小时。既往有高血压病病史。体格检查:BP 150/90mmHg,神志清楚,言语流利,右侧肢体肌力 4 级,左侧肢体肌力 5 级,四肢肌张力正常,病理反射未引出。头颅 CT 示左侧额叶、顶叶脑出血(10ml)。头颅 CTA 未见异常。该患者下一步处理。

临床思维分析:患者诊断左侧额叶、顶叶脑出血,病情暂时稳定,出血量<30ml,暂时无颅内血肿微创穿刺清除术手术指征,予以保守治疗。

2. 临床情景实例 患者,男性,64 岁,右侧肢体乏力 10 小时。既往有高血压病病史。体格检查:BP 170/100mmHg,神志嗜睡,言语流利,右侧肢体肌力 3 级,左侧肢体肌力 5 级,四肢肌张力可,病理反射未引出。头颅 CT 示左侧基底节区脑出血(30ml),头颅 CTA 未见异常。请与患者家属沟通颅内血肿的处理。

临床思维分析:患者诊断左侧基底节区脑出血,出血量 >25ml,有颅内血肿微创穿刺清除术手术指征,在 CT 定位下予以颅内血肿微创穿刺清除术,术后生物酶液化引流。

3. 临床情景实例 患者,女性,70 岁,右侧肢体乏力 1 天。既往有高血压病、冠心病病史,长期口服阿司匹林抗血小板聚集。体格检查:BP 178/95mmHg,神志嗜睡,言语正常,右侧肢体肌力 3 级,左侧肢体肌力 5 级,四肢肌张力尚可,病理反射未引出。血常规、凝血功能正常,头颅 CT 示左侧基底节区脑出血(33ml)。请予以颅内血肿微创穿刺清除术。

临床思维分析:患者诊断左侧基底节区脑出血,出血量 >25ml,有颅内血肿微创穿刺清除术手术指征,口服抗血小板药物不是该手术的禁忌证,予以在 CT 定位下行颅内血肿微创穿刺清除术,术后生物酶液化引流。

4. 临床情景实例 患者,男性,86 岁,左侧肢体乏力伴意识障碍 1 天。既往有高血压病,冠心病病史。体格检查:BP 188/105mmHg,神志昏睡,不能言语,左侧肢体肌力 1 级,右侧肢体肌力 5 级,左侧肢体肌张力低,右侧肢体肌张力尚可,左下肢病理反射可以引出,右下肢病理反射未引出。血常规、凝血功能正常,头颅 CT 示右侧基底节区脑出血(40ml)。请与患者家属沟通颅内血肿的处理。

临床思维分析:患者诊断左侧基底节区脑出血,病情危重,出血量大,有手术指征,口服抗血小板药物和高龄不是颅内血肿微创穿刺清除术的禁忌证,予以在 CT 定位下行颅内血肿微创穿刺清除术,术后生物酶液化引流。

5. 临床情景实例

(1) 患者,男性,40岁,左侧肢体乏力8小时。既往有高血压病病史。体格检查:BP 165/95mmHg,神志清楚,言语流利,左侧肢体肌力3级,右侧肢体肌力5级,四肢肌张力可,左下肢病理反射可以引出,右下肢病理反射未引出。血常规、凝血功能正常,头颅CT示左侧颞叶脑出血(33ml)。头颅CTA未见异常。请予以颅内血肿微创穿刺清除术。

临床思维分析:患者脑叶出血,出血量>30ml,有明显的神经功能缺损,有颅内血肿微创穿刺清除术手术指征。在CT定位下行颅内血肿微创穿刺清除术。

(2) 术中抽吸淤血20ml时突然抽出鲜红色血液,抽吸无阻力。目前考虑何种情况?请予以处理。

临床思维分析:术中出血多与抽吸血肿过多过快有关,注意抽吸量以及速度。患者在颅内血肿微创穿刺清除术中突然抽出鲜红色血液,抽吸无阻力,考虑再次出血,立即停止抽吸,予以肾上腺素盐水冲洗,动态复查头颅CT观察血肿变化情况。

6. 临床情景实例 患者,女性,69岁,右侧肢体乏力1天。既往有高血压病病史。体格检查:BP 198/105mmHg,神志嗜睡,言语不能,右侧肢体肌力1级,左侧肢体肌力5级,右侧肢体肌张力低,左侧肢体肌张力正常,病理反射未引出。头颅CT示左侧基底节区脑出血(48ml)。患者予以颅内血肿微创穿刺清除术,术后1天复查头颅CT示穿刺针周围血肿较前减少,血肿呈肾型,距离穿刺针较远部位血肿仍较大,但患者症状缓解不明显。请继续处理。

临床思维分析:患者予以颅内血肿微创穿刺清除术后复查头颅CT示血肿较前缩小,但距离穿刺针较远部位血肿仍较大,症状改善不明显,立即予以"双针"引流。

7. 临床情景实例

(1) 患者,男性,64岁,头晕、恶心、呕吐1天。既往有高血压病病史。体格检查:BP 168/100mmHg,神志清楚,言语流利,四肢肌力、肌张力正常,病理反射未引出,右侧肢体共济试验阳性。头颅CT示右侧小脑半球脑出血(18ml)(见图21-1)请予以相应处理。

(2) 术后1天复查头颅CT,如图21-2所示。是否可以考虑拔穿刺针。

临床思维分析:患者小脑出血,出血量>10ml,立即予以颅内血肿微创穿刺清除术,术后生物酶液化。患者术后1天血肿基本引流干净,应拔出穿刺针。

8. 临床情景实例 患者,男性,66岁,头痛2小时。既往有高血压病病史。体格检查:BP 168/98mmHg,神志清楚,言语流利,四肢肌力5级,四肢肌张力正常,病理反射未引出。头颅CT示右侧颞叶脑出血(30ml)。下一步处理。

临床思维分析:患者脑叶出血,出血量达到手术指针,但患者神志清楚,一

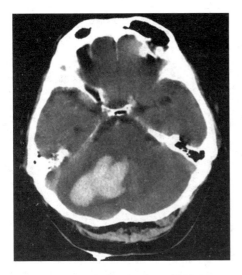 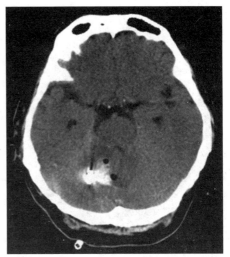

图 21-1　脑出血颅内血肿微创　　　　　　图 21-2　脑出血颅内血肿微创
穿刺清除术前 CT 片　　　　　　　　　　穿刺清除术后 CT 片

般情况尚可,发病时间短(<6 小时),血肿极不稳定,治疗上暂时予以严密观察保守治疗。

9. 临床情景实例

(1) 患者,男性,77 岁,神志不清伴恶心、呕吐 6 小时。既往有高血压病病史。体格检查:BP 200/115mmHg,中昏迷,言语不能,右侧肢体刺激无反应,左侧肢体刺激有逃避反应,右侧肢体肌张力低,左侧肢体肌张力正常,双下肢病理反射未引出。头颅 CT 示左侧基底节区脑出血,出血量约 108ml(图 21-3),头颅 CTA 未见异常。请与患者家属沟通下一步处理。

(2) 术后 4 天神志转为清楚,复查 CT(图 21-4),请继续处理。

临床思维分析:①患者左侧基底节区脑出血,出血量大,合并脑疝形成,虽发病时间 <6 小时,但因病情危重也立即予以颅内血肿微创穿刺清除术(双针),术后生物酶液化。②术后 4 天病情好转,复查头颅 CT,血肿基本清除干净,无明显中线结构移位及脑干受压表现,可予拔出穿刺针。

10. **临床情景实例**　患者,男性,50 岁,意识障碍 10 小时。既往有高血压病病史。体格检查:BP 200/105mmHg,浅昏迷,右侧肢体刺激有逃避反射,左侧肢体刺激无反应,右侧肢体肌张力正常,左侧肢体肌张力略低,左侧肢体可以引出病理反射。头颅 CT 示右侧丘脑脑出血(20ml)并破入脑室系统,梗阻性脑积水。请与患者家属沟通下一步处理。

临床思维分析:患者病情危重,丘脑出血并梗阻性脑积水,立即先予以侧脑室穿刺引流术,然后予以丘脑血肿的微创穿刺清除术。

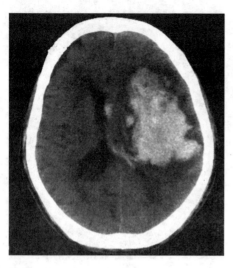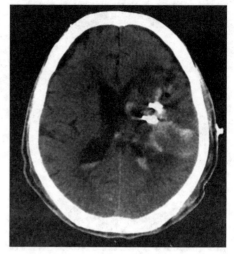

图 21-3　左侧基底节区脑出血血肿　　　　　图 21-4　左侧基底节区脑出血血肿

微创穿刺清除术前 CT 片　　　　　　　　微创穿刺清除术后 CT 片

11. **临床情景实例**　患者,男性,30岁,右侧肢体乏力伴恶心、呕吐6小时。既往有高血压病病史。体格检查:BP 180/105mmHg,浅昏迷,右侧肢体肌力2级,左侧肢体肌力5级,右侧肢体肌张力减低,左侧肢体肌张力正常,病理反射未引出。头颅 CT 示左侧基底节区脑出血(22ml),头颅 CTA 未见异常。请与患者家属沟通下一步处理。

临床思维分析:患者诊断左侧基底节区脑出血,出血量 <25ml,但因病情危重(昏迷、瘫痪严重),应行颅内血肿微创穿刺清除术。

12. **临床情景实例**　患者,女性,31岁,头痛左侧肢体乏力2小时。既往身体健康。查体:BP 115/80mmHg,神志清楚,双侧瞳孔等大等圆,直径约2.5mm,对光反射灵敏,右侧肢体肌力正常,左侧肢体肌力4级,四肢肌张力正常,病理反射未引出。头颅 CT 示右侧颞叶脑出血,出血量32ml。头颅 CTA 示右侧大脑中动脉动脉瘤。请告知患者以及家属下一步处理。

临床思维分析:该患者有明确的颅内动脉瘤,且此次出血考虑动脉瘤引起,不适合行颅内血肿微创穿刺清除术,可以考虑请外科会诊处理血肿和动脉瘤。

13. **临床情景实例**　患者,男性,51岁,因神志不清7小时入院。既往有高血压病病史。查体:BP 185/113mmHg,呼吸困难,深昏迷,双侧瞳孔散大,直径约4mm,对光反射迟钝。头颅 CT 示脑干出血。请与患者家属沟通并做出下一步处理。

临床思维分析:脑干出血不是颅内血肿微创穿刺清除术手术指征。告知家属病情危重,救治希望小,若需要继续处理,可予以一般对症支持治疗。

(张　磊)

第二十二章 侧脑室穿刺引流术
Lateral Ventricle Drainage

一、适应证

1. 脑室积血并梗阻性脑积水。
2. 颅高压的抢救。
3. 脑室系统给药治疗。

二、禁忌证

1. 凝血功能障碍或者有严重出血倾向。
2. 穿刺部位有感染。
3. 脑血管畸形,特别是脑室周围血管畸形。

三、标准操作规程

见表 22-1。

表 22-1　侧脑室穿刺引流术标准操作规程

准备	医师准备:戴口罩、帽子,洗手,穿无菌手术衣
	核对患者信息:如床号、姓名、手术部位
	知情同意并签字
	测血压、心率、呼吸、血氧饱和度[1]、备皮
	用物准备:手持式充电电钻、一次性颅内血肿清除套装针具[2,3]、无菌引流袋、侧脑室穿刺包:(包括无菌巾、敷料、弯盘、量杯、剪刀、血管钳)纱布、棉球、络合碘、手套、胶布、2% 利多卡因,5ml 注射器等
操作过程	体位:仰卧位
	穿刺点选择,临床多选择侧脑室额角为穿刺点:发际后 2~3cm(或者眉弓上 8cm),中线旁开 2~3cm,复习患者 CT 片,再次核对穿刺部位[4]
	消毒顺序:以穿刺点为圆心,由内向外

续表

操作过程	消毒范围:直径 15cm 以上
	消毒 3 次,消毒不留空隙,每次范围小于前 1 次
	取侧脑室穿刺包,检查包的有效期
	打开侧脑室穿刺包的外层 3/4
	打开侧脑室穿刺包的外层 1/4 及内层
	清点物品,无菌单
	打开一次性颅内血肿清除套装针具
	检查穿刺针及套管通畅性和密闭性
	核对麻醉药,正确开启
	于穿刺点行皮内、皮下肌肉和骨膜注射
	穿刺针连接电钻[5]
	穿刺针沿双侧外耳道假想连线偏鼻侧方向穿刺
	钻透颅骨、硬脑膜后,用无菌剪将与盖钻和三通针体连接的一次性外套卡箍最窄处剪断,保持三通针体不动,拔出盖钻
	剪断限位器连接,取下限位器,将钝头塑料针芯插入三通针体内,与三通针一起缓慢穿入侧脑室内[6]
	拔除针芯,盖上针帽,连接引流管[7]
	予以生物酶液化[8]
	消毒切口,纱布覆盖胶布固定(穿刺针侧管头端和引流管接口处均需无菌纱布包扎)
	术后严密观察、记录引流情况[9]和严密监测生命体征,必要时适当镇静镇痛,定期伤口换药 引流时间一般为 3~7 天,如果病情需要可以适当延长

疑点导航:

1. 侧脑室穿刺引流需要在手术室或者符合院感要求的专用治疗室。

2. 侧脑室穿刺引流有"软通道""硬通道"两种手术方法,具体选择哪种手术方法需要根据术者的经验和对手术方法的熟悉程度选择(两种手术方式的优缺点小结一下),本文以"硬通道"为例说明。"软通道"操作过程基本相同,不同点在于定位后用颅骨钻钻开颅骨后置入软管,冲洗和引流均在一根软管内进行。

3. 侧脑室穿刺引流一般选择长度为 5cm 的穿刺针。

4. 侧脑室穿刺引流左右侧脑室均可进行,尽量选择右侧侧脑室(非优势半球)穿刺引流,必要时可以双侧侧脑室同时穿刺引流。

5. 将穿刺针的尾部钻轴夹持在充电式电钻夹具头上固定,钻头垂直向上,扣动电钻,观察钻头转动,如发现钻头摆动,应重新安装,重复上述操作直至钻头转动平稳为止。

6. 一般穿入深度为 5cm,穿刺成功后可见脑脊液流出。

7. 侧脑室穿刺引流需要将引流管高度置于双侧外耳道假想连线上 10~15cm,以免过度引流引起低颅压。

8. 脑室积血侧脑室穿刺引流后若需液化 6 小时后开始注入尿激酶 3 万~5 万 U 单位 + 生理盐水 2~3ml,侧脑室每次注入液化剂 2~3ml 夹闭 2 小时后再开放,但在闭管 2 小时内出现病情恶化,颅内压增高表现者,应立即开放引流,查明原因,对症处理。

9. 侧脑室引流量一般 <500ml/d。

四、常见并发症及处理

1. 再出血

(1) 术中再出血:术中再出血原因一般为损伤血管或者出血未停止。应该根据出血的速度、色泽、出血量等采取不同的方法处理。小量再出血采取肾上腺素盐水(生理盐水 500ml+ 肾上腺素 1mg)冲洗止血。若出血不止或者出血量大,可以增加肾上腺素浓度,当上述方法难以止血时应当准备开颅手术。

(2) 硬膜外或者硬膜下出血:一般出血量少,严密观察,必要时再次手术。

(3) 拔针时再出血:拔针时打开针尾端盖帽,拔针时不能左右摇摆,可缓慢分段拔针,若有出血则重新置入血肿穿刺针具按术中再出血的治疗方法处理。

2. 颅内积气　注意不要过度抽吸,少量积气无需处理,严重积气引起中线结构移位或者高颅压表现者可于积气高位钻孔抽气、引流。

3. 穿刺口及颅内感染　严格无菌操作;穿刺口感染可予以拔穿刺针,(如病情需继续引流可行对侧侧脑室穿刺);颅内感染一般予以拔除穿刺针,并使用敏感抗生素治疗。

4. 低颅压　一般为抽吸、引流过度和长时间低位引流引起。严密观察引流量,侧脑室穿刺引流引流管高度为置于双侧外耳道假想连线上 10~15cm。通过调整引流管高度一般可以缓解,必要时静脉输注生理盐水。

5. 脑脊液漏　一般为拔针后未缝合皮肤或者颅高压未缓解引起。对于脑积水,脑室积血未缓解时应延迟拔管;拔管前闭管 24 小时,观察是否出现颅高压;拔穿刺针后常规缝合皮肤,缝合伤口有渗漏时可加强缝合,或者拆除缝线,以骨蜡封闭颅骨孔后再缝合皮肤。

五、临床情景实例与临床思维分析

1. **临床情景实例** 患者,男性,55 岁,头痛 1 小时。既往有高血压病病史。**体格检查**:BP 170/100mmHg,神志清楚,言语流利,颈强直,四肢肌力正常,四肢肌张力正常,病理反射未引出。头颅 CT 示右侧侧脑室出血(出血量约占一半以下脑室),左侧侧脑室出血(轻度出血),余脑室系统未见出血以及扩张。请与患者家属沟通是否需要行侧脑室穿刺引流术。

临床思维分析:患者诊断脑室出血,神志清楚,一般情况尚可,Graeb 评分 3 分,暂时无侧脑室穿刺引流术指征,予以严密观察,动态复查头颅 CT 及评分。Graeb 评分见表 22-2。

表 22-2 Graeb 评分表

侧脑室(两侧侧脑室分别计算)
1 分:出血血迹或者轻度出血
2 分:出血累及脑室的一半以下
3 分:出血累及脑室的一半以上
4 分:脑室铸型扩张
第三或第四脑室(两个脑室分别计算)
1 分:脑室内出血,但脑室未扩张
2 分:脑室铸型扩张

表注:Graeb 评分为 4 个脑室的评分之和,总分 12 分。无颅内压增高表现,神志清楚,Graeb 评分 ≤4 分(第三、第四脑室铸型扩张除外)的患者可以暂时严密观察;Graeb 评分 >6 分者应该行侧脑室穿刺引流和生物酶液化。

2. **临床情景实例** 患者,男性,50 岁,头痛伴恶心、呕吐 10 小时。既往有高血压病病史。**体格检查**:BP 183/105mmHg,神志昏睡,言语不清,颈强直,四肢肌力正常,四肢肌张力正常,病理反射未引出。头颅 CT 示双侧侧脑室出血并积血扩张(侧脑室出血量约占一半以上脑室),三脑室、四脑室积血扩张。请行侧脑室穿刺引流术。

临床思维分析:患者诊断脑室出血并梗阻性脑积水,病情危重,有颅高压表现,Graeb 评分 10 分,行侧脑室穿刺引流术,术后生物酶液化。

3. **临床情景实例**

(1)患者,女性,58 岁,左侧肢体乏力伴头痛、恶心、呕吐 10 小时。既往有高血压病病史。**体格检查**:BP 170/105mmHg,神志嗜睡,言语流利,颈强直,右侧肢体肌力正常,左侧肢体肌力 4 级,右侧肢体肌张力正常,左侧肢体肌张力减低,右侧肢体病理反射未引出,左侧肢体病理反射可引出。头颅 CT 示右侧基底节脑出血(出血量约 10ml),双侧侧脑室积血并扩张(侧脑室出血量约占一半以上脑室),三脑室、四脑室有积血未扩张。请行侧脑室穿刺引流术。

　　临床思维分析:患者诊断右侧基度节脑出血并破入脑室系统,出血量约 10ml,暂时无颅内血肿手术指征,但梗阻性脑积水,病情危重,有颅高压表现,Graeb 评分 8 分,需要行侧脑室穿刺引流术。

　　(2) 侧脑室穿刺引流术后 6 天,体格检查:BP 140/90mmHg,神志清楚,言语流利,颈强直,四肢肌力正常,肌张力正常。头颅 CT 脑室系统未见积血,脑室系统形态正常。术后头颅 CT 示脑室出血吸收,无梗阻性脑积水。该患者是否可以拔侧脑室穿刺针?

　　临床思维分析:患者行侧脑室穿刺引流术,手术效果良好,目前已经留置引流管 6 天,颅内感染风险极高,立即予以夹闭引流管,观察 24 小时后拔除穿刺针。

　　4. 临床情景实例

　　(1) 患者,女性,68 岁,因脑室出血并梗阻性脑积水入院。请为患者行侧脑室穿刺引流术。

　　(2) 术后 7 天脑室系统少量积血,予以拔除穿刺针,第二天症状再次加重,复查头颅 CT 颅内未再出血,但脑室系统扩张较拔管前明显加重。请问为什么脑室系统会再次扩张?

　　临床思维分析:患者颅内情况好转后脑室系统会再次扩张,考虑发生交通性脑积水可能。可以考虑再次行侧脑室穿刺引流术。

　　(3) 若患者在引流过程中试夹管不成功,拔针困难,请继续处理?

　　临床思维分析:患者脑室系统出血已经吸收后仍出现脑积水、颅高压,且持续时间较长,侧脑室穿刺引流拔针困难,请神经外科会诊考虑脑室心房或者脑室腹腔分流手术。

　　5. 临床情景实例　　患者,女性,46 岁,头痛 1 月加重伴双眼失明 1 周。1年前诊断为卵巢癌并腹腔淋巴结转移,已经行肿瘤综合治疗。头颅强化 MRI 示脑实质无明显异常,脑膜部分强化。腰穿颅内压 330mmH$_2$O,脑脊液找到腺癌细胞,经过脱水降颅压治疗患者症状缓解不明显,患者以及家属要求减轻痛苦。请神经外科会诊,神经外科认为患者预期寿命短(脑膜癌病属于恶性肿瘤晚期,存活时间一般为 4~6 周到数月)预后极差,不适合行脑室心房和脑室腹腔分流手术。该患者是否可行侧脑室穿刺引流术?

　　临床思维分析:患者目前诊断考虑癌性脑膜病,颅高压难以缓解,可行侧脑室穿刺引流术减轻颅内压改善患者生存质量。

　　6. 临床情景实例

　　(1) 患者,男性,71 岁,意识障碍 1 小时。既往有高血压病、糖尿病、冠心病病史。体格检查:BP 190/110mmHg,浅昏迷,双侧瞳孔等大等圆,直径约2mm,对光反射灵敏,四肢刺激有屈曲,四肢肌张力正常,双下肢病理反射未引出。头颅 CT 示左侧基底节区脑出血并破入双侧侧脑室、第三脑室和第四脑室;双侧侧脑室、第三脑室、第四脑室积血并梗阻性脑积水(图 22-1)。该如何处理?

(2) 术后复查头颅 CT(图 22-2),请继续处理。

临床思维分析:患者诊断为左侧基底节区脑出血并破入脑室系统;梗阻性脑积水。患者病情危重立即予以双侧侧脑室穿刺引流术,术后生物酶液化。基底节区出血量少(颅内血肿手术指征见第二十一章),无手术指征。

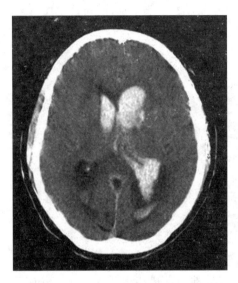

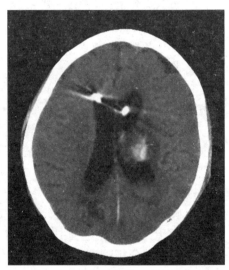

图 22-1　双侧侧脑室穿刺
引流术术前 CT 片

图 22-2　双侧侧脑室穿刺
引流术术后 CT 片

7. **临床情景实例**　患者,男性,80 岁,意识障碍 8 小时。既往有高血压病和糖尿病病史。体格检查:BP 190/110mmHg,昏睡,双侧瞳孔等大等圆,直径约2mm,对光反射灵敏,四肢刺激可以定位,四肢肌张力正常,病理反射未引出。头颅 CT 示右侧小脑半球脑出血(出血量约 18ml)出血破入双侧侧脑室、第三脑室、四脑室;双侧侧脑室扩张。是否需要行侧脑室引流术?

临床思维分析:患者小脑出血并梗阻性脑积水,小脑出血和侧脑室出血均有手术指征(小脑出血手术指征见颅内血肿微创穿刺清除术),立即予以侧脑室穿刺引流术 + 小脑血肿微创穿刺清除术,术后予以生物酶液化。

8. **临床情景实例**　患者,男性,64 岁,意识障碍 1 天。既往有高血压病和糖尿病病史。体格检查:BP 175/110mmHg,昏睡,双侧瞳孔等大等圆,直径约

2.5mm,对光反射灵敏,四肢刺激可以定位,四肢肌张力正常,病理反射未引出。头颅 CT 示双侧侧脑室积血并扩张、第三脑室、四脑室积血并扩张。立即予以侧脑室穿刺引流手术,术后生物酶液化引流,术后第 3 天患者意识水平好转后要求下床,情绪激动,突然剧烈头痛,侧脑室穿刺引流管突然引流出鲜红色血液。引流管出现鲜红色血液原因以及处理?

临床思维分析:侧脑室穿刺引流术后患者若躁动,可以予以适当镇痛镇静;脑室出血患者侧脑室穿刺引流术后病情再次加重,引流管流出鲜红色血液,考虑为再出血,立即复查头颅 CT 明确颅内情况,该患者再次出血考虑情绪激动血管破裂,立即予以肾上腺素盐水冲洗。

9. **临床情景实例**　患者,女性,24 岁,头痛 2 小时。既往身体健康。体格检查:BP 115/80mmHg,神志清楚,双侧瞳孔等大等圆,直径约 2.5mm,对光反射灵敏,颈抵抗,四肢肌力正常,四肢肌张力正常,病理反射未引出。头颅 CT 示胼胝体膝部出血,脑室出血,Graeb 评分 6 分。头颅 DSA 示右侧大脑前动脉动静脉畸形。与患者家属沟通是否需要行侧脑室穿刺引流术。

临床思维分析:该患者有行侧脑室穿刺引流术手术指征,但病情暂时稳定,且已经明确侧脑室附近有血管畸形,此次出血考虑为动静脉畸形引起,先处理动静脉畸形,严密观察。

(陈琳　张磊)

第二十三章

脑死亡判定
Brain Death Determination

一、适应证

1. 昏迷原因明确者。
2. 排除各种原因的可逆性昏迷。

二、禁忌证

1. 昏迷原因不明确者。
2. 各种原因的可逆性昏迷。

三、标准操作规程

见表 23-1。

表 23-1　脑死亡判定标准操作规程

准备	医师[1] 准备:穿工作服,戴口罩,帽子,洗手		
	核对拟行脑死亡判定[2] 患者信息,如姓名、床号 / 住院号 / 门诊号,详细了解患者病史、昏迷原因及诊治经过[3]		
	用物准备:手电筒、叩诊锤、听诊器、棉签、大头针、注射器、弯盘、0~4℃盐水、长吸引管、温度计(肛温)、格拉斯哥昏迷评分(GCS)量表、诱发电位仪、脑电图仪、经颅多普勒超声仪(须配备 2.0MHz 脉冲波多普勒超声探头)、盘状电极或一次性针电极、95% 乙醇、安尔碘、磨砂膏、导电膏		
操作过程	向家属解释说明脑死亡判定的目的、项目内容与过程及意义		
	脑死亡判定表填表之前,应填写患者的一般背景资料,如姓名、性别、年龄、病案号、入院日期、入院诊断、原发疾病、继发疾病等		
	首次临床判定	意识障碍[4]	拇指分别强力压迫患者两侧眶上切迹或针刺面部[5]
			格拉斯哥昏迷量表(Glasgow Coma Scale, GCS)评分[6]
		脑干反射[7]	瞳孔对光反射[8]:操作步骤详见第一章神经系统体格检查

续表

操作过程	首次临床判定	脑干反射[7]	角膜反射[9]:操作步骤详见第一章神经系统体格检查
			头眼反射[10]:又称玩偶眼试验(Doll eye test),轻扶患者头部向左右、上下转动,观察眼球运动方向,眼球向头部运动相反方向移动,然后回到中线位置说明存在头眼反射
			眼前庭反射[11]:操作步骤详见第一章神经系统体格检查
			咳嗽反射[12]:用长度超过人工气道的吸收管刺激气管黏膜,无咳嗽动作,判定为咳嗽反射消失
		自主呼吸激发试验[13]	脱离呼吸机8~10分钟。
			脱离呼吸机后即刻将输氧导管通过气管插管插至隆突水平,输入100%O_2,6L/min。
			密切观察胸、腹部有无呼吸运动。
			脱离呼吸机8~10分钟检测$PaCO_2$。
	首次确认试验[14]		短潜伏期体感诱发电位[15](short-latency somatosensory evoked potential, SLSEP):脑干功能丧失。操作步骤详见第五章诱发电位检查
			脑电图(EEG)[16]:脑电活动消失,呈一直线。操作步骤详见第四章脑电图检查
			经颅多普勒超声(TCD)[17]:无脑血流灌注现象。操作步骤详见第七章经颅多普勒超声检查
	12小时后再次进行上述脑死亡临床判定与确认试验[18]		

疑点导航:

1. 实施脑死亡判定的医师至少2名,并要求为从事临床工作5年以上的执业医师。

2. 脑死亡是包括脑干在内的全脑功能不可逆的丧失,即死亡。脑死亡判定分以下三个步骤:第一步进行脑死亡临床判定,符合判定标准(深昏迷、脑干反射消失、无自主呼吸)的进入下一步;第二步进行脑死亡确认试验,至少2项符合脑死亡判定标准的进入下一步;第三步进行脑死亡自主呼吸激发试验,验证自主呼吸消失。上述三个步骤均符合脑死亡判定标准时,确认为脑死亡。

3. 拟行脑死亡判定的患者应有明确的昏迷原因,包括原发性脑损伤引起的昏迷,包括颅脑外伤、脑血管疾病等;继发性脑损伤引起的昏迷主要为心搏骤停、麻醉意外、溺水、窒息等所致的缺氧性脑病。应排除各种原因的可逆性昏迷,包括急性中毒(如一氧化碳中毒、酒精中毒、镇静催眠药中毒、麻醉药中毒、抗精神病药中毒、肌肉松弛剂中毒等);低温(肛温≤32℃);严重电解质及酸碱平衡紊乱;严重代谢及内分泌障碍(如肝性脑病、尿毒症性脑病、低血糖或高血糖性脑病)等。

4. 患者处于深昏迷状态。

5. 刺激时不应有任何面部肌肉活动。注意:①任何刺激必须局限于头面部。②三叉神经或面神经病变时,不应轻率判定为深昏迷。③颈部以下刺激时可引起脊髓反射。脑死亡时枕大孔以下的脊髓可能存活,仍有脊髓反射和(或)脊髓自动反射。脊髓反射包括各种深反射和病理反射。脊髓自动反射大多与刺激部位相关,刺激颈部可引起头部转动;刺激上肢可引起上肢屈曲、伸展、上举、旋前和旋后;刺激腹部可引起腹壁肌肉收缩;刺激下肢可引起下肢屈曲和伸展。④脊髓自动反射必须与肢体自发运动区别,脊髓自动反射固定出现于特定刺激相关部位,而自发运动通常在无刺激时发生,多数为一侧性。脑死亡时不应有肢体自发运动。⑤脑死亡时不应有去大脑强直、去皮质强直或痉挛。⑥进行自主呼吸激发试验时偶可出现肢体不自主运动。

6. GCS 评分为 3 分。

7. 脑干反射包括(瞳孔对光反射、角膜反射、头眼反射、前庭眼反射及咳嗽反射),五项反射全部消失,即可判定为脑干反射消失。若五项脑干反射中有不能判定的项目时,应增加确认试验项目(SLSEP、TCD 和 EEG)。

8. 双侧直接和间接对光均无缩瞳反应即可判定为瞳孔对光反射消失。注意:脑死亡者多数伴有双侧瞳孔散大(>5mm),但少数瞳孔可缩小或双侧不等大。因此,不应将瞳孔大小作为脑死亡判定的必要条件。眼部疾患或外伤可影响瞳孔对光反射的判定,判定结果应慎重。

9. 双眼均无眨眼动作即可判定为角膜反射消失。注意:即使未见明确眨眼动作,但上下眼睑和眼周肌肉有微弱收缩时,不应判定为角膜反射消失。眼部疾患或外伤、三叉神经或面神经病变均可影响角膜反射判定,判定结果应慎重。

10. 该反射在婴儿为正常反射,随着大脑发育而抑制。在大脑弥漫性病变和间脑病变导致昏迷时出现并加强;脑干病变时此反射消失,如一侧脑干病变,头向该侧转动时无反射,向对侧运动时头眼反射存在。注意:眼外肌瘫痪可影响头眼反射判定,判定结果应慎重。颈椎外伤时禁止此项检查,以免损伤脊髓。

11. 注水后观察 1~3 分钟,若无眼球震颤即可判定为眼前庭反射消失。注意:试验前须用耳镜检查两侧鼓膜有无损伤,若有破损则不做此项检查。外耳道内有血块或堵塞物时,清除后再行检查。即使没有明显的眼球震颤,但可见微弱眼球运动时,不应判定前庭眼反射消失。头面部外伤时,眼部的出血、水肿可影响前庭眼反射判定,判定结果应慎重。本检查方法与耳鼻喉科使用的温度试验不同,后者用 20℃的冷水或体温 ±7℃的冷热水交替刺激,不能用于脑死亡判定。

12. 刺激气管黏膜时,如有胸、腹部运动,应认为咳嗽反射存在。

13. 自主呼吸激发试验的先决条件:①肛温≥36.5℃(如体温低下,可予升温);②收缩压≥90mmHg 或平均动脉压≥60mmHg(如血压下降,可予升压药物);③动脉氧分压(PaO_2)>200mmHg(如 PaO_2 不足,吸入 100%O_2 10 ~15 分钟);④动脉二氧化碳分压($PaCO_2$)35~45mmHg(如 $PaCO_2$ 不足,可减少每分通气量)。慢性二氧化碳潴留者 $PaCO_2$>40mmHg。结果判定:$PaCO_2$>160mmHg 或慢性二氧化碳潴留者 $PaCO_2$ 超过原有水平 20mmHg,仍无呼吸运动,即可判定无自主呼吸。注意:①自主呼吸激发试验可能出现明显的血氧饱和度下降、血压下降、心率加快或减慢、心律失常等,此时即刻终止试验,并宣告本次试验失败。为了避免自主呼吸激发试验对下一步确认试验的影响,应将该试验放在脑死亡判定的最后一步。②自主呼吸激发试验至少由两名医师(一名医师监测呼吸、血氧饱和度、心率、心律和血压,另一名医师管理呼吸机)和一名护士(管理输氧导管和抽取动脉血)完成。

14. 确认试验的优选顺序依次为 SLSEP、EEG、TCD。确认试验应至少 2 项符合脑死亡判定标准。

15. N9 和(或)N13 存在,P14、N18 和 N20 消失时,符合 SLSEP 脑死亡判定标准。注意:①保持被检测肢体皮肤温度正常,必要时升温(低温可使诱发电位潜伏期延长);②某些因素,如锁骨下静脉置管、正中神经病变、安放电极部位外伤或水肿、周围环境电磁场干扰等均可影响结果判定,此时 SLSEP 结果仅供参考,脑死亡判定应以其他确认试验为据。

16. 脑电图呈电静息,即未出现 >2μv 的脑电波活动时,符合 EEG 脑死亡判定标准。注意:①用于脑死亡判定的脑电图仪必须符合参数设置要求;②应用镇静麻醉药物或安放电极部位外伤等均可影响 EEG 判定,此时 EEG 结果仅供参考,脑死亡判定应以其他确认试验为据。

17. ①判定血管:前循环以双侧 MCA 为主要判定血管;后循环以 BA 为主要判定血管。②血流频谱:振荡波(reverberating flow):在一个心动周期内出现收缩期正向(F)和舒张期反向(R)血流信号,脑死亡血流方向指数(反向与正向血流速度比值) (direction of flowing index,DFI)<0.8,DFI=1-R/F;收缩早期尖小收缩波(钉子波):收缩期单向性正向血流信号,持续时间小于 200 毫秒,流速低于 50cm/s;血流信号消失。颅内前循环和后循环均出现上述血流频谱之一时,符合 TCD 脑死亡判定标准。注意:①需同时完成颞窗和枕窗检测,并根据患者双顶径大小适当调整颞窗血管检测深度。颞窗透声不良时,选择眼

窗检测同侧颈内动脉虹吸部以及对侧 MCA 和 ACA。②首次经颞窗未检测到清晰的或完全检测不到血流信号时,必须排除因颞窗穿透性不佳或操作技术造成的假象,并谨慎予以结论。③某些因素,如脑室引流、开颅减压术或外周动脉收缩压 <90mmHg 可能影响结果判定,此时 TCD 结果仅供参考,判定脑死亡应以其他确认试验为据。

18. 首次判定 12 小时后再次复查,结果仍符合脑死亡判定标准者,方可最终确认为脑死亡。

四、临床情景实例与临床思维分析

1. **临床情景实例** 患者,男性,48 岁,被发现神志不清 6 小时入院。急诊头颅 CT 示脑干出血,出血量约 10ml。既往有高血压病 10 年。体格检查:T39.5℃,P110 次 /min,BP 220/110mmHg,深昏迷,气管插管呼吸机辅助呼吸,压眶无反应,双侧瞳孔针尖样,对光反射消失,吸痰时无咳嗽动作,四肢对疼痛刺激无逃避反应,病理征未引出,格拉斯哥昏迷评分 3 分。家属拟放弃治疗,请根据目前情况对患者进行脑死亡判定。

临床思维分析:患者有明确高血压病史,头颅 CT 提示脑干出血,出血量大,格拉斯哥昏迷评分 3 分,处于深昏迷状态,系昏迷原因明确的原发性脑损伤,排除了可逆性昏迷,符合脑死亡判定的先决条件。首次判定脑死亡 12 小时后再次复查,如符合判定标准则可确认脑死亡。

2. **临床情景实例** 患者,男性,28 岁,车祸致昏迷 8 小时入院。头颅 CT 示脑出血,硬膜下出血,脑组织肿胀,中线结构移位明显。既往体健。体格检查:呼吸机辅助呼吸,T39.5℃,P110 次 /min,BP80/45mmHg,深昏迷,压眶无反应,双侧瞳孔扩大,直径约 5mm,对光反射消失,吸痰管吸痰时无咳嗽反应,头眼反射消失,眼前庭反射消失,四肢对疼痛刺激无逃避反应,病理征未引出,格拉斯哥昏迷评分 3 分。家属决定放弃治疗,经红十字会器官捐献协调员沟通,该患者家属拟行器官捐献,请行脑死亡判定。

临床思维分析:该昏迷患者因车祸致重型颅脑损伤,昏迷原因明确,无可逆性昏迷原因,符合脑死亡判定的先决条件。患者深昏迷,GCS 评分 3 分,所有脑干反射消失,无自主呼吸,靠呼吸机辅助维持通气,尚需行自主呼吸激发试验验证、SLSEP、脑电图以及经颅多普勒超声检查确认,并于 12 小时后再次判定,方可确认脑死亡。

3. **临床情景实例** 患者,男性,28 岁,运动中突发心跳呼吸骤停行心肺复苏术后 1 周。头颅 CT 提示缺血缺氧性脑病,脑组织肿胀,中线结构移位明显。既往体健。体格检查:呼吸机辅助呼吸,T39.5℃,P120 次 /min,BP105/60mmHg（升压药维持）,深昏迷,压眶无反应,双侧瞳孔扩大,直径约 5mm,对光反射消失,吸痰管吸痰时无咳嗽反应,头眼反射消失,眼前庭反射消失,四肢对疼痛刺激无逃避反应,病理征未引出,格拉斯哥昏迷评分3分。家属想放弃治疗,请行脑死亡判定。

临床思维分析:该昏迷患者因突发心跳呼吸骤停行心肺复苏术后,头颅CT提示缺血缺氧性脑病,昏迷原因明确,既往体健,无可逆性昏迷原因,符合脑死亡判定的先决条件。患者深昏迷,GCS评分3分,所有脑干反射消失,无自主呼吸,靠呼吸机辅助维持通气,尚需行自主呼吸激发试验验证,SLSEP、脑电图以及经颅多普勒超声检查确认,并于12小时后再次判定,方可确认脑死亡。

4. **临床情景实例**　患者,男性,40岁,神志不清伴呼吸困难2小时入院。患者被发现时躺在床上,床头柜上发现一个地西泮的空药瓶。既往有抑郁症病史。查体:BP 90/60mmHg 气管插管,强刺激不睁眼,双侧瞳孔针尖样,对光反射消失,肢体对疼痛刺激无反应。头颅CT未见明显异常。家属询问是否已经脑死亡,请根据目前情况对该患者进行病情评定。

临床思维分析:

该患者有抑郁病史,被发现昏迷不醒时床旁有空药瓶,体格检查为深昏迷状态,气管插管辅助呼吸,双侧瞳孔针尖样,头颅CT未见异常,昏迷原因有可能为急性药物中毒,目前昏迷原因不明确,属于可逆性昏迷,不符合脑死亡判定的先决条件。

5. **临床情景实例**　患者,女性,95岁,神志不清8小时入院。既往有糖尿病史22年。入院急查血糖2.2mmol/L。查体:BP 130/90mmHg,深昏迷,气管插管辅助呼吸,压眶反应(−),双侧瞳孔等大等圆,直径约4mm,对光反射消失,四肢疼痛刺激无逃避,病理征未引出。头颅CT提示脑白质疏松。考虑到患者年龄大,病情重,家属咨询是否已脑死亡,请根据目前情况与患者家属进行沟通。

临床思维分析:

脑死亡判定的先决条件:①昏迷原因明确;②排除各种原因的可逆性昏迷。该患者有糖尿病病史,入院急查血糖提示血糖低,头颅CT提示脑白质疏松,昏迷原因可能为低血糖脑病,属于可逆性昏迷,不符合脑死亡判定的先决条件。

6. **临床情景实例**　患者,男性,34岁,车祸致神志不清16小时入院。头颅CT示脑挫裂伤,蛛网膜下腔出血。既往身体健康。查体:BP 85/50mmHg,气管插管呼吸机辅助呼吸,自主呼吸激发试验(−),深昏迷,GCS评分3分,压眶无反应,双侧瞳孔扩大,直径约6mm,对光反射消失,角膜反射消失,头眼反射消失,眼前庭反射消失,吸痰管吸痰时无咳嗽反应,四肢对疼痛刺激无逃避反应,病理征未引出。脑电监测提示电静息脑电图。根据上述资料可否判定为脑死亡。

临床思维分析：

脑死亡判定的先决条件：①昏迷原因明确；②排除各种原因的可逆性昏迷。该患者因车祸致颅脑损伤导致昏迷，原因明确，排除了可逆性昏迷。患者处于深昏迷，GCS评分3分，脑干反射消失，无自主呼吸，符合临床判定标准。但确认试验只行脑电图检查一项，根据国家卫生和计划生育委员会脑损伤质控评价中心发布的《脑死亡判定标准与技术规范（成人质控版）》要求，确认试验的优选顺序依次为SLSEP、EEG、TCD，确认试验应至少2项符合脑死亡判定标准。所以该患者尚需行SLSEP和/或TCD检查，如果SLSEP和/或TCD符合判定标准，才能首次判定脑死亡，12小时后再次复查，如果仍符合判定标准，这时才能确认为脑死亡。

7. **临床情景实例**　患者，男性，34岁，车祸致神志不清16小时入院。头颅CT示脑挫裂伤，蛛网膜下腔出血。既往身体健康。查体：BP 85/50mmHg，气管插管呼吸机辅助呼吸，呼吸机停止时无自主呼吸，深昏迷，GCS评分3分，压眶无反应，双侧瞳孔扩大，直径约6mm，对光反射消失，角膜反射消失，头眼反射消失，眼前庭反射消失，吸痰管吸痰时无咳嗽反应，四肢对疼痛刺激无逃避反应，病理征未引出。脑电监测提示电静息脑电图，TCD提示颅内前后循环血流信号消失。该患者可否确认为脑死亡。

临床思维分析：

脑死亡判定的先决条件：①昏迷原因明确；②排除各种原因的可逆性昏迷。该患者因车祸致颅脑损伤导致昏迷，原因明确，排除了可逆性昏迷。该患者处于深昏迷，GCS评分3分，脑干反射消失，无自主呼吸，两项确认试验（脑电图及TCD）符合标准，但未行自主呼吸激发试验，验证自主呼吸消失。故不能确认为脑死亡。

（刘　锋）

第二十四章　神经系统疾病的诊断思维

Diagnostic Thinking of Neurologic Disease

一、适应证

任何神经系统疾病患者。

二、禁忌证

无绝对禁忌证。

三、标准操作规程

见表 24-1。

表 24-1　神经系统疾病诊断标准操作规程

准备	医师准备:穿工作服,戴口罩、帽子,洗手
	确认患者信息,如姓名、床号、住院号、门诊号
	用物准备:神经系统体格检查一切用具(详见第一章神经系统体格检查);神经系统疾病相关量表;神经系统医疗检查设备及仪器
操作过程	全面详细的问诊采集病史[1],包括主诉、现病史、系统回顾、既往史、个人史、发育及营养状况(儿童)、月经婚育史、家族史
	细致的体格检查[2]:包括一般检查、意识障碍、精神状态和高级皮质功能、脑神经、运动系统、感觉系统、肌腱反射、脑膜刺激征以及自主神经系统功能,必要时也需行其他相关系统的检查
	通过病史采集和体格检查结果,选择合适的辅助检查[3]
	确定某种疾病是否为神经系统病变或病变是否累及神经系统,确定之后再进行神经系定位诊断和定性诊断
	综合分析病史及体格检查的信息,利用神经解剖、神经生理和神经病理等方面的知识尽可能地确定疾病损害的部位,疾病相关的功能与解剖结构的异常,作出定位诊断[4]。定位诊断通常要遵循一元论的原则[5]

续表

操作过程	根据病变的部位、病史、体征及相关的辅助检查结果,分析判断疾病的病因,作出定性诊断[6]
	明确疾病性质后再制定合理的治疗方案
	评估预后

疑点导航:

1. 病史采集　应注意其完整性,尤其是现病史(发病诱因、主要症状及其特点、伴随症状、阴性症状、诊治情况、病情演变、病程中一般情况)的七大要点切不可漏问,问诊过程要避免暗示,杜绝诱导性询问病史,同时要减少患者对无关情况叙述;病史采集初步完成后,归纳患者最关键的症状特点并再次核对。

2. 体格检查　要求掌握正确的检查手法,掌握阳性及阴性体征,熟悉各项检查的目的及临床意义(具体情况详见第一章)。

3. 辅助检查　内容较多,选择性较强。如:CSF检查适用于中枢神经系统感染、蛛网膜下腔出血、脑膜癌、阿尔茨海默病(AD)等疾病的诊断;神经系统影像学检查几乎适用于所有神经系统疾病,但其中X线、CT、MRI、DSA又各自具备其优劣势及适应范围,影像阅读更是神经系统疾病诊断的重中之重;脑电图主要用于癫痫的诊断、分类和病灶的定位;肌电图主要用于周围神经、神经肌肉接头和肌肉疾病的诊断;头颈部血管超声可通过客观评价头颈部大动脉结构、功能性状及血流动力学改变早期发现颅内血管病变。

4. 定位诊断　①大脑病变常以意识改变、精神障碍、三偏征、癫痫发作为主要临床特点,其中各脑叶病变亦有不同:额叶损害表现为随意运动障碍、局限性癫痫、运动性失语、认知障碍等;顶叶损害表现为皮质型感觉障碍、失读、失用等;颞叶损害表现为精神症状、感觉性失语、精神运动性癫痫等;枕叶损害表现为视野受损、皮质盲;大脑半球深部基底核损害表现为肌张力改变、运动异常、不自主运动等锥体外系症状。②一侧脑干病变多表现为交叉瘫,同侧脑神经及对称肢体症状,两侧病变或弥漫性损害时常引起双侧多数脑神经及双侧长束受损症状。③小脑损害主要引起共济失调,亦可出现小脑性失语和辨距不良等。④脊髓横贯性损害会出现受损平面以下运动、感觉、括约肌功能障碍,脊髓部分性损害因损害的部位不同而症状有异。⑤周围神经损害常表现为受损时在其支配区有运动、感觉及自主神经症状。⑥肌肉病变多为病变时具体肌肉的累及或者神经-肌肉接头的损伤。

5. 一元论原则指尽量用一个局灶病变解释患者全部的症状及体征,若无法解释,再考虑多灶性(包括播散性)或弥漫性病变的可能。

6. **定性诊断**　①血管性疾病起病急,病程短,多见于老年人,往往伴随有脑血管病危险因素,然后结合具体症状及影像学检查;②感染性疾病起病呈急性或亚急性,往往出现发热、炎性指标增高、甚至出现全身感染中毒症状,完善脑脊液或血培养结果往往不难判定;③变性疾病病程长,且呈进行性加重;④外伤患者会有明确外伤病史;⑤肿瘤起病缓慢,可通过 MRI 甚至病理活检等发现;⑥脱髓鞘性疾病起病缓慢,且呈进行性加重,MRI、诱发电位等有助于诊断;⑦代谢及营养障碍性疾病病程长,多在全身症状基础上出现神经功能障碍,可结合相应酶、蛋白质、抗体、脂质等检验结果;⑧中毒性疾病依据其毒物接触史;⑨遗传性疾病依据其家族病史。

四、临床情景实例与临床思维分析

1. **临床情景实例**　患者,男性,70 岁,因左侧肢体无力伴视物模糊 2 天入院。患者 2 天前无明显诱因出现左侧上、下肢抬举困难,伴视物模糊。既往高血压病病史 7 年。患者近一个月反复发作性眩晕 3 次,每次持续 5 分钟左右自行缓解,伴恶心呕吐。体格检查:Bp160/90mmHg,神志清,言语流利,右侧额纹平坦、眼睑闭合不严,右侧鼻唇沟平坦、口角低垂、示齿时口角明显牵向左侧,伸舌时舌尖偏向左侧、无舌肌萎缩,左侧肢体肌力 3 级,左侧巴宾斯基征阳性。头颅 CT 检查未见明显异常。请结合题干进行定位和定性诊断。

临床思维分析:

①定位诊断:右侧脑桥;②定性诊断:缺血性脑血管病;③临床初步诊断:脑干梗死可能。患者体格检查提示右侧面神经核损害及左侧肢体偏瘫,符合脑桥腹内侧核损害表现,定位为脑干受损;患者老年男性,急性病程,既往高血压病史,有脑卒中高风险,入院时血压偏高,CT 未见出血灶,暂可排除出血性卒中,由此定性为缺血性脑血管病。由于脑缺血性卒中 24 小时内 CT 显影不明显,建议进一步行 MRI+DWI 明确诊断。

2. **临床情景实例**　患者,男性,65 岁,因突发右侧头痛伴左侧肢体无力 2 小时入院。患者 2 小时前跑步时突然右侧头痛,伴呕吐 1 次,左侧上下肢无力、不能行走,急诊来医院。既往有高血压、糖尿病病史。体格检查:Bp200/120mmHg,神志清,言语流利,双眼球向右凝视,左侧面、舌核上性瘫痪。左侧肢体肌力 1 级,左侧偏身痛觉减弱,左侧巴宾斯基征阳性。请对该患者进行定位和定性诊断。

临床思维分析:

①定位诊断:右侧大脑基底节区;②定性诊断:血管性疾病;③临床初步诊断:右侧基底节脑出血可能。患者体格检查提示左侧面舌和肢体中枢性瘫痪、

左侧偏身感觉障碍、左侧病理征阳性,由此定位为大脑基底节区;患者老年男性,既往病史提示存在脑血管意外高发风险,入院时血压很高,头痛、呕吐提示颅内高压,且在活动状态下起病,考虑高血压导致脑出血可能性大。可进一步完善头颅 CT 及 MRI 检查明确诊断,必要时完善脑动脉 CTA 或 DSA 排除脑动脉瘤及脑血管畸形。

3. **临床情景实例** 患者,男性,37 岁,因突发右侧头痛伴呕吐 1 天入院。患者 1 天前劳动中突然出现右侧头部胀痛,难以忍受,呕吐 6 次,呕吐物为胃内容物。当地医院按偏头痛治疗未见好转。既往有偏头痛病史 20 年。体格检查:Bp115/70mmHg,神志清,言语流利,脑神经未见异常;运动、感觉正常;病理征阴性;脑膜刺激征阳性。辅助检查:腰椎穿刺脑脊液压力 250mmH$_2$O,呈均匀一致血性脑脊液。请对该患者进行定位和定性诊断。

临床思维分析:

①定位诊断:蛛网膜下腔或脑室;②定性诊断:出血性;③临床初步诊断:蛛网膜下腔出血。患者头痛、呕吐,无肢体活动障碍;体格检查脑膜刺激征阳性,初步定位为蛛网膜下腔;患者中年男性,既往偏头痛病史;此次活动状态下起病,以右侧剧烈头痛及呕吐为主要表现,腰穿可见血性脑脊液,定性为出血性疾病。建议进一步完善头颅 CT 明确诊断,同时行 MRA、DSA 明确出血病因。

4. **临床情景实例** 患者,女性,57 岁,因意识丧失,双上肢抽搐 1 次入院。患者于田间劳作时突然倒地,意识不清,呼之不应,双上肢不自主抽动,双眼上翻,持续约 2 分钟后缓解,有全身酸痛,无大小便失禁、肢体无力、恶心、呕吐。行头颅 CT 检查示:左颞叶亚急性或慢性血肿。患者既往有"左颞叶脑出血、痫样发作"病史。体格检查无异常发现。请对该患者进行定位和定性诊断。

临床思维分析:

①定位诊断:左侧颞叶;②定性诊断:痫样放电性;③临床初步诊断:脑出血后遗症,继发性癫痫发作。患者既往有左侧颞叶脑出血病史;此次入院 CT 提示左颞叶亚急性或慢性血肿。颞叶常为继发性癫痫的好发部位,本次发病可能因复发左颞叶出血引起,由此定位为左侧颞叶;患者中年女性,有双上肢抽搐伴意识丧失症状,持续时间较短,缓解后有全身酸痛,考虑定性为痫样放电性。考虑进一步完善血生化、脑电图及神经影像学检查。

5. **临床情景实例** 患者,男性,67 岁,因右侧肢体震颤 3 年,精神异常 10 余天入院。3 年前开始出现右侧肢体不自主震颤,以右下肢开始,呈节律性抖动,渐累及右上肢,震颤多于静止时出现,精神紧张时加重,随意动作时减轻,睡眠时消失,无口唇、下颌、舌头抖动,并有行走笨拙、缓慢,走路时起步困难、步伐小,面部表情呆板。10 余天前,患者无明显诱因出现精神异常,表现为话多、时有幻视、拒绝吃饭、无意识障碍、大小便失禁、肢体抽搐。患者既往体健。

体格检查:Myerson 征阳性,右侧肢体静止性震颤,四肢肌张力增高,呈铅管样强直。请对该患者进行定位和定性诊断。

临床思维分析:

①定位诊断:黑质-纹状体;②定性诊断:神经系统变性疾病;③临床初步诊断:帕金森病。患者老年男性,病程缓慢,进行性加剧,以静止性震颤、运动迟缓、姿势步态异常、面具脸、精神异常为主要症状;体格检查提示 Myerson 征阳性,四肢肌张力增高,呈铅管样强直,考虑诊断帕金森病。而帕金森病为神经系统变性疾病,病变部位为黑质-纹状体,由此做出定位及定性诊断。建议进一步完善血、脑脊液、PFT、经颅超声等检查进一步验证。

6. 临床情景实例 患者,女性,29 岁,因发热 4 天,双下肢乏力 1 天入院。4 天前开始发热、鼻塞、流涕,于外院检查血常规示"白细胞 8.0×10^9/L,中性粒细胞 0.8",外院拟诊"上呼吸道感染"并予"头孢他啶"治疗,治疗效果不佳,1 天前突发下肢无力、不能行走、排尿困难,无呼吸困难、嘴角下斜、眼球运动障碍等。体格检查:双下肢肌力 3 级,腱反射迟钝,左侧 T10 以下、右侧 T12 以下针刺觉减退。辅助检查:脑脊液检查示细胞总数 5×10^6/L,蛋白 0.35g/L,糖、氯化物正常。请对该患者进行定位和定性诊断。

临床思维分析:

①定位诊断:脊髓;②定性诊断:脱髓鞘性疾病;③临床初步诊断:急性脊髓炎。患者体格检查示双下肢肌力减退,腱反射迟钝,并有传导束性感觉障碍,但无脑神经受累表现,定位为脊髓受损;患者为青年女性,3 天前有呼吸道感染病史,有发热、双下肢无力、排尿困难等临床表现,脑脊液常规及生化未见异常,考虑急性脊髓炎,定性为脱髓鞘性疾病。建议进一步完善血常规、血沉、外周血涂片、ECG、CT、MRI 等检查进一步明确诊断。

7. 临床情景实例 患者,男性,40 岁,因头痛伴呕吐 3 天入院。患者 3 天前开始出现全头部胀痛,能忍受,伴呕吐 3~5 次每天,呕吐物为胃内容物。1 周前有发热、腹痛腹泻病史,有口唇疱疹史。体格检查:神志清楚,T 38.4℃,Bp 126/78mmHg,脑神经未见异常;运动、感觉正常;病理征阴性;脑膜刺激征阳性。辅助检查:腰椎穿刺脑脊液压力 $200mmH_2O$,有核细胞 100×10^6/L,以淋巴细胞为主,蛋白质、糖、氯化物正常。头颅 CT 及 MRI 平扫未见异常。脑电图提示弥漫性高波幅慢波,以左侧颞、额区为主。请对该患者进行定位和定性诊断。

临床思维分析:

①定位诊断:脑;②定性诊断:感染性疾病;③临床初步诊断:病毒性脑炎。患者体格检查仅示脑膜刺激征阳性,脑神经及运动、感觉检查未及阳性体征,脑电图提示弥漫性高波幅慢波,以左侧颞、额区为主,考虑病变累及脑实质;患

者中年男性,1周前有发热、腹泻、口唇疱疹病史,发病后以头痛及呕吐为主要临床体征,脑脊液压力升高,脑脊液细胞计数以淋巴细胞为主,考虑定性为感染性疾病。因为大部分患者在发病1周内MRI正常,所以需复查MRI,另可早期检测脑脊液中的HSV抗原,必要时行脑组织活检,若发现神经细胞核内包涵体可确诊。

8. **临床情景实例**　患者,男性,51岁,因四肢无力4天,吞咽困难1天入院。患者4天前起床时发现左上肢无力,持物不稳,稍伴麻木,后左上肢无力进行性加重,并先后出现右上肢、左下肢、右下肢无力,尚能行走,四肢麻木,有戴手套、袜套感,以左侧明显。1天前出现吞咽困难,无意识模糊、嘴角下斜、视物不清。患者诉1月前有腹泻史。体格检查:四肢腱反射迟钝,左上肢、右上肢肌力3级,左下肢、右下肢肌力4级。入院后行MRI、脑脊液常规、生化无异常。请结合题干进行诊断和临床思维分析。

临床思维分析:

①定位诊断:周围神经;②定性诊断:脱髓鞘性疾病;③临床初步诊断:吉兰-巴雷综合征可能。患者1月前有消化道感染史;此次急性起病,出现由远端向近端发展、对称性的四肢弛缓性瘫痪,有四肢末端感觉障碍,感觉障碍呈手套、袜套样分布,随后疾病累及舌咽神经,出现吞咽困难;体格检查提示四肢腱反射减退、肌力减退,由此考虑为周围神经脱髓鞘性病变,初步诊断为吉兰-巴雷综合征。由于疾病发生时间短,MRI、脑脊液检查未显示异常,于病程1~2周复查脑脊液,若出现脑脊液蛋白-细胞分离现象,高度提示吉兰-巴雷综合征可能,建议进一步完善血清学检查、大便培养、神经电生理检查等。治疗原则:营养支持、呼吸道管理、免疫治疗、神经营养、康复治疗以及并发症防治。本病具有自限性,一般预后较好。

9. **临床情景实例**　患者,女性,47岁,因双眼睑下垂1年,加重半月入院。患者1年前无明显诱因下出现双眼睑下垂,不伴复视,晨轻暮重,活动后加重,休息可缓解,未予以特殊治疗。近半月来,症状较前明显加重,伴有咀嚼无力,胸闷憋气感,无饮水呛咳,无构音障碍。有重症肌无力家族史。神经系统体格检查除双眼睑下垂外未及明显阳性体征。新斯的明试验阳性。CT检查提示胸腺区条索影,肌电图提示右副神经低频刺激波幅呈递减现象。请结合题干进行诊断和临床思维分析。

临床思维分析:

①定位诊断:神经-肌肉接头处;②定性诊断:自身免疫性疾病;③临床初步诊断:重症肌无力(全身型)。患者中年女性,慢性病程,进行性加重,以双眼睑下垂为主要症状;有重症肌无力家族病史;有眼肌、口咽肌、呼吸肌等全身多处骨骼肌受累表现;新斯的明试验阳性;CT提示胸腺异常;重复电刺激试验提

示右副神经低频刺激波幅呈递减现象,考虑诊断为重症肌无力。建议进一步完善肌疲劳试验,必要时可做神经-肌肉接头处活检。治疗原则:胸腺治疗、胆碱酯酶抑制剂、肾上腺皮质激素、免疫抑制剂、血浆置换或免疫球蛋白治疗。重症肌无力患者一般预后良好,若出现危象则死亡率较高。

10. **临床情景实例**　患者,男性,68岁,因记忆力进行性下降2年入院。患者2年来记忆力减退明显,经常忘记近期做过的事情及一些物品摆放,注意力涣散,患者家人诉其越发易激、健忘。神经系统体格检查未及明显阳性体征。患者血、尿常规,血生化检查均正常;GSF检查 $A\beta_{42}$ 水平降低,总tau蛋白和磷酸化tau蛋白增高;脑电图提示波幅降低及 α 节律减慢。MRI提示双侧颞叶、海马萎缩。请结合题干进行诊断和临床思维分析。

临床思维分析:

①定位诊断:双侧颞叶、海马;②定性诊断:神经系统变性疾病;③临床初步诊断:阿尔茨海默病。患者MRI提示双侧颞叶、海马萎缩,疾病定位为双侧颞叶、海马;患者老年男性,有认知水平进行性下降且伴有性格改变;GSF检查 $A\beta_{42}$ 水平降低,总tau蛋白和磷酸化tau蛋白增高;脑电图提示波幅降低及 α 节律减慢,符合阿尔茨海默病诊断,而其为神经系统变性疾病。建议进一步完善神经心理学检查,必要时可检测完成APP、PS1、PS2基因检测。

(占克斌　田代实)

第二十五章　初级心肺复苏
Primary Cardiopulmonary Resuscitation

一、适应证

心搏骤停患者(突然意识丧失,同时无正常呼吸或完全无呼吸并伴有大动脉搏动消失者)。

二、禁忌证

无绝对禁忌证,下列情况可不实施心肺复苏。

1. 如实施心肺复苏,可能导致施救者产生严重或致命的损害。

2. 出现不可逆死亡的临床体征(如尸僵、尸斑、身首异处、横断损伤或尸体腐烂等)。

3. 有效的已签名并注明日期的"不进行心肺复苏指令"。

三、标准操作规程

见表 25-1 和表 25-2。

表 25-1　单人徒手心肺复苏

评估环境安全 [1]
双手拍患者双肩 [2]
分别对双耳大声呼喊"喂,你怎么了",判断患者意识情况
如意识丧失,立即向周围人呼救,并请求协助
患者仰卧于地面上,使头、颈、躯干、四肢平直无弯曲,双手放于躯干两侧
松解衣服、裤带
判断患者其呼吸情况 [3],判断时间不超过 10 秒
同时观察颈动脉搏动 [4],颈动脉搏动消失,判断时间不超过 10 秒
用靠近患者腿部方向的手的中指,沿肋弓下缘由下往上移至胸骨下切迹处旋 90°(双乳头之间),示指紧靠中指 [5]

另一手掌根紧靠前一手的示指置于胸骨上,称为按压手;掌根的长轴与胸骨长轴一致

另一手置于按压手背上,两手重叠,手指交叉抬起,但不能脱离胸壁[6]

双臂绷直,双肩处在患者胸骨上方正中

利用上半身体的重力和臂力,垂直向下按压

按压深度 5~6cm

下压与放松的时间比为 1∶1

放松时按压手不能离开胸壁,胸廓充分回弹

按压 30 次,频率 100~120 次/min

按压时观察患者面色

按压 30 次,即 1 个周期后开放气道

压额抬颏方法[7]开放气道,使下颌骨与耳垂连线与地面垂直

清理呼吸道[8]

急救者将按压前额手的拇指与示指捏紧患者鼻翼两侧

另一手托起下颌

将患者口唇张开

盖上纱布或手帕[9]

操作者平静吸一口气后双唇包绕密封患者口周

均匀缓慢吹气,吹气时间大于 1 秒

吹气时观察胸廓

见胸廓抬起后放松捏鼻翼的手指,观察呼气

连续吹气 2 次

进行 5 个 30∶2 的周期后的按压与人工呼吸后评估[10],评估时间不超过 10 秒:①颈动脉搏动;②自主呼吸;③口唇和甲床颜色;④瞳孔

颈动脉搏动恢复,自主呼吸恢复,口唇和甲床颜色转红润,瞳孔回缩,测血压收缩压大于 60mmHg。心肺复苏成功,进行进一步生命支持,未恢复时继续操作,如除颤仪到达可予电除颤[11]

检查有无复苏并发症,整理衣物,摆复苏后体位

疑点导航：

1. 如有触电、火灾等危险环境时，应先切断电源、脱离可能的危险环境后施救。

2. 不可剧烈晃动，如外伤尤其颈椎骨折患者可能造成错位。

3. 无呼吸动作或无正常呼吸（喘息样呼吸）等同于无呼吸。如果患者无意识，无呼吸或仅有喘息样呼吸，即可认为患者发生呼吸心搏骤停，必须马上进行心肺复苏（CPR）。

4. 特殊情况　仅限于医务人员，时间不超过 10 秒钟，示指及中指指尖先触及气管正中部位，然后向旁滑移 2~3cm，在胸锁乳突肌内侧轻轻向后触摸颈动脉搏动，婴儿触肱动脉、儿童触颈动脉或股动脉。

（1）患者有意识：询问跌倒原因，进行基本检查。

（2）无意识、有呼吸：摆放昏迷体位，防止误吸，同时呼叫救援，安排转运。

（3）无意识、无呼吸、有心跳，只进行"人工呼吸"复苏操作，按照上述人工呼吸的方法，8~10 次 /min。

5. 婴儿按压部位　两乳头连线与胸骨正中线交点下一横指外，儿童则应在胸骨中部。

6. 婴儿用示指和中指两个手指头按压，或采用环抱法及双拇指重叠下压；对于 1~8 岁的儿童，可用一只手固定患儿头部，以便通气，另一手的手掌根部置于胸骨下半段（避开剑突），手掌根的长轴与胸骨的长轴一致；对于年长儿（>8 岁），胸部按压方法与成人相同。

7. 压额抬颏方法　急救者位于患者一侧，一手置于患者前额，手掌向后方施加压力，另一手的示指中指托住下颏，举起下颏，使患者下颌尖、耳垂连线与地面垂直。推举下颌法：怀疑患者颈椎损伤时采用，急救者位于患者头部，两手拇指置于患者口角旁，余四指托住患者下颌部位，保证患者头和颈部固定，用力将患者头和下颌角向上抬起。

8. 如有明确的异物吸入病史，则需首先取出异物。方法有 Heimlich 手法（腹部冲击法）及背部叩击 - 胸部挤压法。

9. 现场若有纱布或手帕，可提倡使用，以减少操作者做人工呼吸的抗拒心理和疾病传播；如没有，则绝不可因为寻找纱布和手帕而延迟人工呼吸和心脏按压。

10. 若为院外急救，呼叫 120 已到达，测血压；院内急救，若协助抢救人员到达，则可测血压。

11. 除颤　任何时刻除颤仪到达现场，即刻进行心律检查，如是可除颤心律，应立即除颤，除颤后立即开始"心脏按压为起点的新一个循环的复苏"。

表 25-2　双人徒手心肺复苏

评估环境安全性
甲:判断意识并启动急救系统。拍打患者双肩,呼唤"喂!怎么啦!"判断患者意识情况,如意识丧失,举手高喊"快来救人啊"。
乙:迅速到位协助甲将患者仰卧于硬板或地面上,使头、颈、躯干、四肢平直无弯曲,双手放于躯干两侧,松解衣服、裤带
甲:判断其呼吸情况,时间不超过 10 秒。同时观察动脉搏动:示指及中指指尖先触及气管正中部位,然后向旁滑移 2~3cm,在胸锁乳突肌内侧轻轻向后触摸颈动脉搏动
甲下达指令:颈动脉搏动消失,立即实施心肺复苏
甲、乙(同时进行):   甲:胸外心脏按压[*]。立于或双膝跪地于患者右侧,左腿与患者肩平齐,两腿之间相距一拳,膝部与患者一拳距离。用靠近患者腿部方向的手的中指,沿肋弓下缘由下往上移至胸骨下切迹处旋 90°(双乳头之间),示指紧靠中指,另一手掌根紧靠前手的示指置于胸骨上,掌根的长轴与胸骨长轴一致,另一手于按压手背上,两手重叠,手指交叉抬起,但不能脱离胸壁,双臂绷直,双肩处在患者胸骨上方正中,利用上半身体的重力和臂力,垂直向下按压,按压深度 5~6cm,下压与放松的时间比为 1∶1,放松时按压手不能离开胸壁,胸廓充分回弹,按压 30 次,频率 100~120 次/min,按压时观察患者面色。   乙:清理气道。检查并取出异物;清除口腔、鼻腔异物、分泌物
乙:人工呼吸。于甲胸外心脏按压 30 次后,立即以手放在患者前额上,手掌向后下方施力,使头向后倾;另一手手指在靠近颏部的下颌骨下方,将颏部向前抬起,使患者下颌骨与耳垂连线与地面垂直,口张开。   患者口上垫纱布,操作者平静吸一口气后双唇包绕密封患者口周,均匀缓慢吹气,吹气时间大于 1 秒,吹气时观察胸廓,见胸廓抬起后放松捏鼻翼的手指,观察呼气,连续吹气 2 次
进行 5 个 30∶2 的周期后的按压与人工呼吸后判断复苏效果: 乙:肤色转红润;大动脉搏动恢复;自主呼吸恢复;心音恢复;瞳孔缩小,光反应恢复;   甲:收缩压≥60mmHg。心肺复苏成功,进行进一步生命支持,未恢复时继续操作,如除颤仪到达可予电除颤
甲、乙:检查有无复苏并发症,整理衣物,摆复苏后体位

疑点导航:

*胸外心脏按压必须尽量减少中断,如需进行电除颤、气管插管或交换按压等必须中断按压,每次中断时间最好不要超过 5 秒钟;如有多名救护者在场,应每两分钟(5轮)交换按压。

四、常见并发症及处理

1. **胃胀气、反流**　复苏时若气道不畅或吹气力量过大会导致胃胀气、胃内容物反流致窒息。处理:复苏时间较长时应留置胃管排气。

2. **胸骨、肋骨骨折、气胸、血胸**　表现为胸廓异常隆起,可扪及骨擦感、叩诊异常,胸部 X 线可辅助诊断。处理:按相应骨折、气胸、血胸处理。

3. **腹腔脏器破裂**　如肝、脾破裂,临床表现为血压下降,面色苍白,腹部体检移动性浊音阳性,腹腔 B 超或 CT、诊断性腹腔穿刺辅助诊断。处理:必要时抗休克、手术治疗。

五、临床情景实例与临床思维分析

1. **临床情景实例**　患者,男性,56 岁,高处坠落致 C_2 椎体半脱位,C_3 椎体骨折,放射科行 MRI 检查时,因搬动体位突然呼之不应,请你与你的助手予以救治。

临床思维分析:①颈椎损伤患者在行心肺复苏时应注意保护颈椎,避免再次损伤;②人工呼吸时采用推举下颌法固定头颈部。

2. **临床情景实例**　患者,男,50 岁,在街上行走时突然倒地,呈俯卧位,头偏向一侧。你应该如何处理?

临床思维分析:①心肺复苏前宜判断患者意识情况,并向周围人呼救,请求协助。②将患者置于仰卧位,行单人徒手心肺复苏。

3. **临床情景实例**　患者,男性,65 岁,既往有"高血压""冠心病"及"肝炎"病史,平时血压多为 160/90mmHg,因眼球爆炸伤于局部麻醉下行眼球摘除术,术中患者诉胸痛,急性心电图提示急性下壁心肌梗死,继而呼之无反应,请你予以紧急处理。

临床思维分析:结合患者病史,考虑为心源性猝死,宜立即行院内双人心肺复苏。

4. **临床情景实例**　青年女性,25 岁,跳河自杀 15 分钟后被救上岸,患者已无肢体活动,请你立即予以抢救。

临床思维分析:①溺水者有大量水灌入肺内,心肺复苏前宜倾出呼吸道内积水;②高处落水,需要注意检查有无颅脑外伤及颈椎损伤;③行院外单人心肺复苏。

5. **临床情景实例** 患者,男性,2岁,因烫伤后5小时入院。体检:神志不清,抽搐状态,面色发绀,心率130次/min,律齐,心音低钝,肢端凉,毛细血管再充盈时间6秒。初步诊断为:特重度烧伤;抽搐查因。予以"10%水合氯醛"灌肠止惊处理,突然出现呼吸骤停,请行相关处理。

临床思维分析:①患儿出现呼吸骤停,予以面罩给氧后行气管插管;②另一助手予以持续胸外按压;③同时静脉给予抗休克治疗。

6. **临床情景实例** 患者,男性,8个月,腹泻、腹胀、发热2天,精神萎靡1天。在办理住院过程中突然呕吐后全身发绀,紧急抱送入病房,请予以急救。

临床思维分析:①婴儿考虑腹胀呕吐反流窒息,予以评估呼吸、反应;②只要没有自主呼吸或无效喘息样呼吸、无反应即可进入心肺复苏阶段;③复苏时注意清理气道,必要时留置胃管。

7. **临床情景实例** 患者男性,4岁,在商场内进食果冻时突然发生剧烈呛咳、满脸通红渐转为面色发绀,喘息样呼吸,有一过性抽搐,请立即施救。

临床思维分析:①除新生儿外,婴儿、儿童及成人发生心跳呼吸骤停进行心肺复苏时首先是心脏按压,但如有第一时间明确的目睹异物吸入原因时,应立即处理异物,可采用Heimlich手法(腹部冲击法)取出异物;②取出异物后,给予院外单人心肺复苏。

8. **临床情景实例** 年轻的母亲给4个月的婴儿喂一整粒红提时突然发生呼吸困难,面色发绀,呼之无反应。请予以现场急救。

临床思维分析:①4个月婴儿气管异物采用背部叩击-胸部挤压法尽量排出红提异物;②异物取出后行心肺复苏。

9. **临床情景实例**

(1) 患者,男性,60岁,心内科住院患者。医师查房时,突发左侧胸痛,气促,不能平卧。既往有冠心病和COPD病史。请予以相应处理。

(2) 床旁心电图示急性广泛前壁心肌梗死,频发室性期前收缩,请予继续处理。

(3) 心电监护仪突然显示心电图为室颤波,请予以紧急抢救。

临床思维分析:①患者出现胸痛气促,需行心肺部体格检查和心电图检查,以便协助明确病因;②患者为急性心肌梗死,宜立即予以上氧、心电监护、告病危、抗凝、溶栓(或急诊PCI)等急救处理;③患者出现室颤,即行院内心肺复苏,准备除颤仪和进一步的生命支持。

(秦英楠)

参 考 文 献

1. 贾建平,陈生弟.神经病学.8版.北京:人民卫生出版社,2018.

2. 王维治.神经病学.5版.北京:人民卫生出版社,2004.

3. 王卫平.儿科学.7版.北京:人民卫生出版社,2013.

4. 左启华.小儿神经系统疾病.北京:人民卫生出版社,2006.

5. 万国兰.现代实用小儿神经疾病学.郑州:郑州大学出版社,2010.

6. 陈红.中国医学生临床技能操作指南.2版.北京:人民卫生出版社,2014.

7. 万学红,卢雪峰.诊断学.8版.北京:人民卫生出版社,2013.

8. 王毅,张秀峰.临床技能与临床思维.北京:人民卫生出版社,2015.

9. 吴江,贾建平.神经病学.3版.北京:人民卫生出版社,2015.

10. 葛均波,徐永健,王辰.内科学.9版.北京:人民卫生出版社,2018.

11. 中华医学会神经病学分会,中华医学会神经病学分会脑血管病学组,中华医学会神经病学分会神经血管介入协作组.中国缺血性脑血管病血管内介入诊疗指南2015.中华神经科杂志.2015,48(10):830-837.

12. 刘新峰.脑血管病介入治疗学.2版.北京:人民卫生出版社,2016.

13. KENNETH OURIEL,BARRY T KATZEN,KENNETH ROSENFIELD.血管腔内治疗并发症.北京:科学出版社,2008.

14. 姜卫剑.缺血性脑血管病血管内治疗.北京:人民卫生出版社,2004.

15. 吴江.神经病学.2版.北京:人民卫生出版社,2013.

16. 张淑琴.神经病学.2版.北京:高等教育出版社,2015.

17. 中国抗癫痫协会脑电图和神经电生理分会临床脑电图培训教程编写组.临床脑电图培训教程.北京:人民卫生出版社,2016.

18. 党静霞.肌电图诊断与临床应用.2版.北京:人民卫生出版社,2016.

19. 高山,黄家星.经颅多普勒超声的诊断技术与临床应用.北京:中国协和医科大学出版社,2004.

20. 张武.现代超声诊断学.北京:科学技术文献出版社,2008.

21. 王文平,黄备建,丁红.急诊超声医学.2版.北京:人民军医出版社,2014.

22. 任卫东,常才.超声诊断学.3版.北京:人民卫生出版社,2013.

23. 何文.颈动脉彩色多普勒超声与临床.北京:科学技术文献出版社,2007.

24. 华扬.血管超声检查指南.中华超声影像学杂志,2009,18(10):920-1012.

25. 袁云.肌肉活检.3版.北京:北京大学医学出版社,2009.

26. 埜中征哉.临床肌肉病理学.3版修订版.北京:人民军医出版社,2007.

27. 李茂绪,孔凡斌,田玉峰,等.神经系统疾病实验室诊断学.济南:山东大学出版社,2006.

28. BROTT T,ADAMS HP JR,OLINGER CP,et al. Measurements of acute cerebral infarction:a clinical examination scale.Stroke. 1989;20(7):864-870.

29. 陈晓春,潘晓东.神经科查体及常用量表速查手册.北京:化学工业出版社,2013.

30. 宿英英,高岱佺,姬仲,等.神经系统疾病营养支持适应证共识(2011).中华神经科杂志,2011,44(11):785-787.

31. MAHONEY FI,BARTHEL D. Functional evaluation:The Barthel Index [J]. Mary land State Madical Journal,1965,14:56-61.

32. 李奎成,唐丹,刘晓艳,等.国内 Barthel 指数和改良 Barthel 指数应用的回顾性研究.中国康复医学杂志,2009,24(8):737-740.

33. 张明园,何燕玲.精神科评定量表手册.长沙:湖南科学技术出版社,2016,187-190.

34. ZUNG WW. A self-rating depression scale. Arch Gen Psychiatry. 1965:63-70.

35. ZUNG WW. A rating instrument for anxiety disorders. Psychosomatics. 1971,12(6):371-9.

36. JAUCH EC,SAVER JL,ADAMS HP,et al. Guidelines for the early management of patients with acute ischemic stroke:a guideline for healthcare professionals from the American Heart Association/American Stroke Association [J].Stroke,2013,44:870-947.

37. 中华医学会神经病学分会,中华医学会神经病学分会脑血管病学组.中国急性缺血性脑卒中诊治指南 2018.中华神经科杂志,2018,51(9):666-682.

38. 重组组织型纤溶酶原激活剂治疗缺血性卒中共识专家组.重组组织型纤溶酶原激活剂静脉溶栓治疗缺血性卒中中国专家共识(2012版).中华内科杂志,2012,51(12):1006-1010.

39. 国家卫生计生委脑卒中防治工程委员会.中国急性缺血性脑卒中静脉溶栓指导规范.2016. [2018-10-15]. www.cnstroke.com/upload/file/20160712/6360394073207355311018085.pdf.

40. 中国卒中学会科学声明专家组.急性缺血性脑卒中静脉溶栓中国卒中学会科学声明.中国卒中杂志,2017,12(3):267-284.

41. 饶明俐,王文志.颅内血肿微创穿刺清除术技术规范.北京:人民卫生出版社,2014.

42. 国家卫生和计划生育委员会脑损伤质控评价中心.脑死亡判定标准与技术规范(成人质控版).中华神经科杂志.2013,46(9):637-640.

43. 万琪.神经内科疾病诊断流程与治疗策略.北京:科学出版社,2007.

索　引

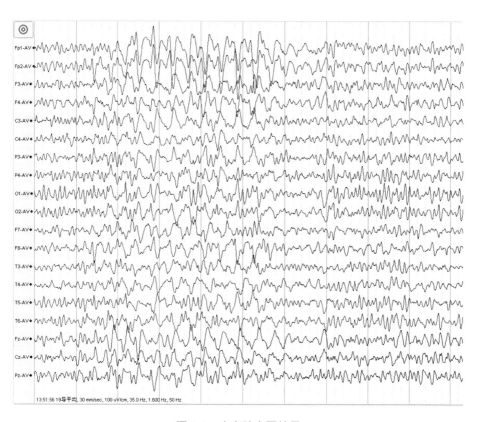

图 4-1　患者脑电图结果

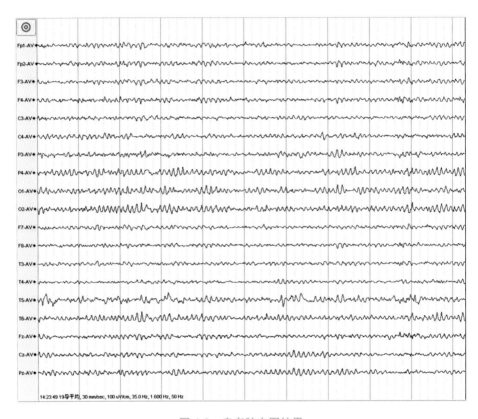

图 4-2 患者脑电图结果

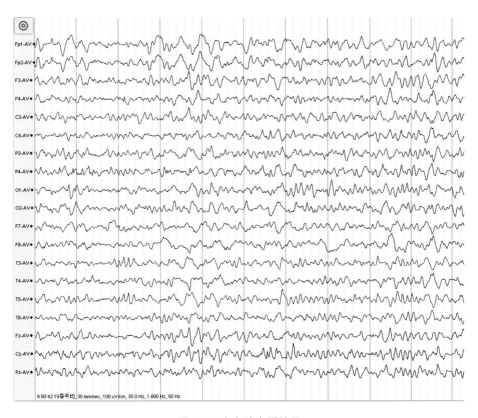

图 4-3　患者脑电图结果

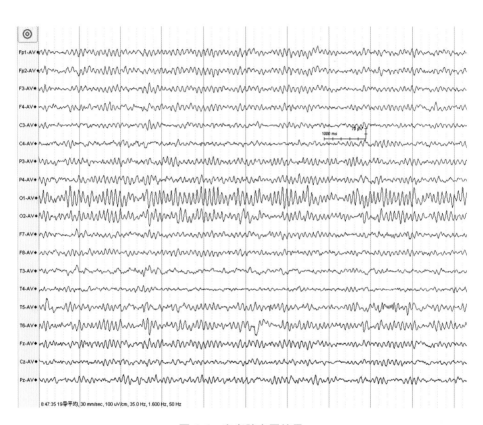

图 4-4　患者脑电图结果

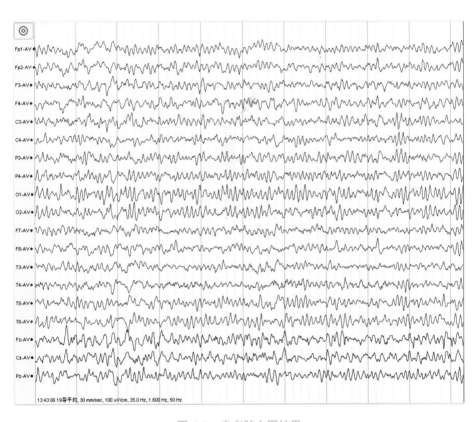

图 4-5　患者脑电图结果

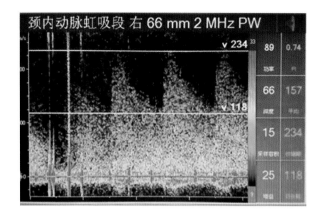

图 7-1　患者 TCD 结果

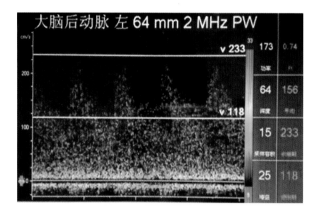

图 7-2　患者 TCD 结果

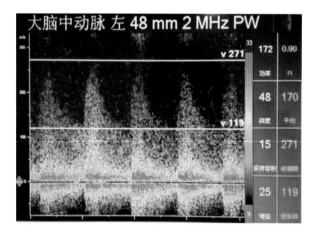

图 7-3　患者 TCD 结果

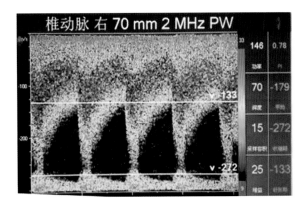

图 7-4　患者 TCD 结果

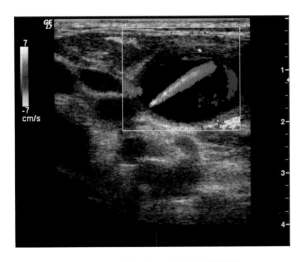

图 8-1　患者颈部血管超声检查图

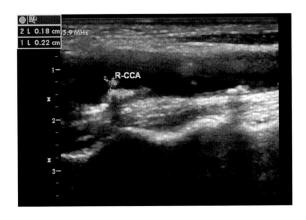

图 8-3　患者颈部血管超声检查图

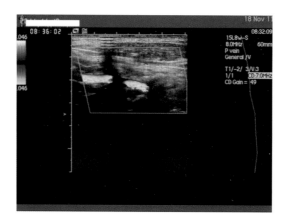

图 8-4　患者颈部血管超声检查图

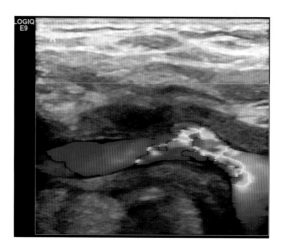

图 8-5　患者颈部血管超声检查图

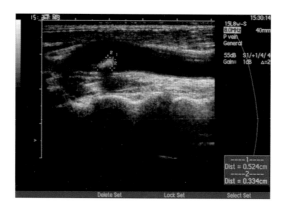

图 8-6　患者颈部血管超声检查图